KB267198

스트레스

해소를 위한 **스트레칭**

스트레스 제대로 알면 건강이 보인다

스트레스
해소를 위한 스트레칭

오상덕 교수(이학(생리학)박사 · 한양대학교 체육대학 학장) 지음

Stress
Stretching

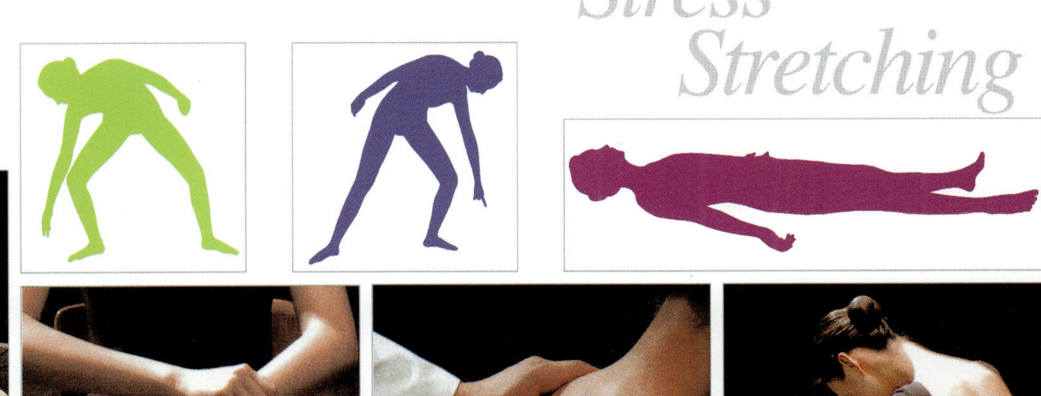

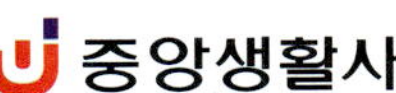
중앙생활사

현대과학과 기술의 발달은 인간의 행복과 편안함을 추구하기 위해 급속한 발전을 하고 있다. 하지만 사회와 문명의 발전이 거듭될수록 오히려 스트레스는 배가되어 늘어가고 있는 실정이 참 아이러니하다.

필자도 오랜 시간 학자로 그리고 사회의 구성원으로 살면서 엄청난 스트레스stress를 받아왔다. 이런 계기로 스트레스라는 것에 빠져들게 되었다.

스트레스stress는 우리에게 좋은 역할도 하여 추진력과 건강증진 등 유익한 작용을 하는 것 또한 사실이다. 사회적 큰 성공, 결혼, 출산 등 우리가 생각하기에 스트레스라 생각할 수 없는 것 또한 스트레스다. 너무 행복한 것도 스트레스라고 보는 것에 대하여 여러분은 의아해 할 수 있을 것이다.

이처럼 스트레스는 동전의 양면처럼 필요와 악이 공존하고 있다. 그렇기 때문에 이 스트레스stress를 잘 다스리는 자가 세상을 지배할 수 있다고 말할 정도로 스트레스를 잘 받아들이고 다스리는 것은 우리 생애에 너무나 중요한 숙제이다.

처음에는 나부터 이 스트레스에서 해방되어 행복한 삶을 영위하자는 소박한 마음으로 이 모든 것이 시작되었다.

　이제는 예전 나의 애절한 상황을 지금 현재 겪고 있는 여러분들에게 스트레스를 다스리는 데 도움이 되고자 용기 내어 펜을 들게 되었다.
　끝으로 이제 여러분에게 말하고 싶다.

　스트레스는 나의 친구! 하지만 잘 다스려야 좋은 친구가 된다고…….

한양대학교 행당동산에서
오 상 덕

1장
스트레스, 바르게 알자

스트레스란 무엇일까

　인구가 팽창함에 따라 기계문명은 발전했으나 자연환경의 파괴는 오히려 가속화되고 있다. 이러한 열악한 생활환경과 치열해져 가는 생존경쟁은 바로 스트레스와 직결된다. 흔히 우리는 스트레스의 시대에 살고 있다고 말한다. 하지만 스트레스란 단어의 정확한 개념을 알고 있는 사람은 많지 않다.

　스트레스를 유발하는 자극에 대한 각 개인의 신체적 반응이나 어떤 상황을 스트레스로 인식하는 정도는 개인에 따라서 차이가 있다. 각 개인이 스트레스에 반응하는 정도는 개인이 갖고 있는 특성, 특히 취약한 특징에 따라 다르다. 즉 유전적 요인, 아동기의 경험이나 환경적 요인에 따라 좌우된다고 할 수 있다.

　많은 사람들은 무엇보다도 스트레스에 대한 반응 형태를 위궤양, 두통, 호흡기 질환 또는 고혈압 등과 같은 신체적 질병성 반응으로만 취급하는 경향이 있다. 하지만 가끔 이와 같은 스트레스 증상들이 일가족 모두에게 비슷하게 나타나기도 한다. 이는 유전적인 스트레스 질환이다.

　대부분의 스트레스는 우리의 신체와 정신에 부담을 주어 심한 경우 질병을 일으키는 유해한 스트레스이나 우리에게 필요한 유익한 스트레스도 있다.

어떤 사람들은 스트레스를 극복하여 기쁨을 얻는다. 그들은 악조건에서 등산과 항해 등을 감행하여 성공함으로써 성취감과 짜릿한 희열을 느낀다. 많은 사람들은 스스로 삶의 형태를 바꿔 가면서까지 이러한 어려움에 도전하고 승리함으로써 인생에 있어서 즐거움을 만끽하는 것이다.

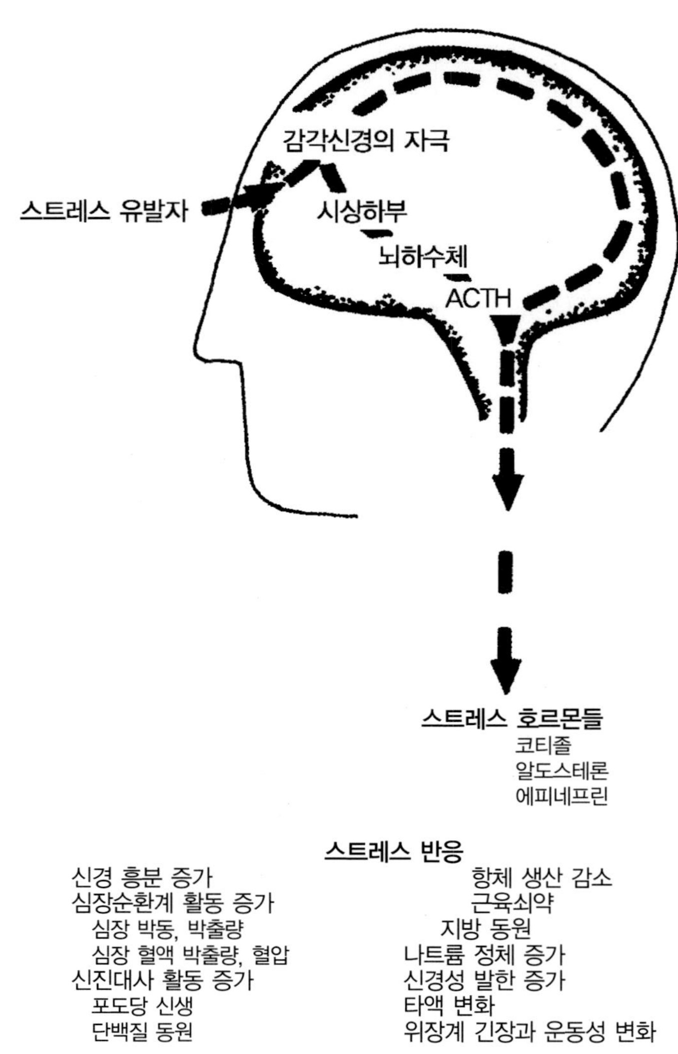

〈그림 1〉 스트레스의 반응 경로

인간은 일상생활 속에서 아무런 자극이 없거나 너무 약한 자극에서는 지루함과 우울한 기분을 느끼게 되고, 너무 강한 자극에 의해서는 불안과 공포심 때문에 심인성 질병까지 얻게 된다. 이 모두 스트레스를 얻게 되는 상황이다. 어찌됐든 스트레스를 피할 수는 없으며 일정한 수준의 각성 역시 사회생활을 효과적으로 영위하는 데 필요하다.

스트레스에 관한 연구

스트레스stress는 원래 긴장 및 압박 등을 뜻하는 단어로 물리학과 공학에서는 힘force및 압력pressure의 의미로 사용되고 있다. 20세기에 들어서면서 스트레스stress란 개념이 의학과 생물학에 도입되었고, 이후 스트레스stress는 정신적 신체적 건강 상태의 악화 요인으로 이해되고 있다.

미국 하버드Harvard 의과대학의 월터 캐논Walter Cannon 박사는 생체가 위험과 역경에 처했을 때 적극적 혹은 소극적 대응을 하느냐 하는 소위 도전-회피fight-flight 반응설을 제시하였다.

19세기 말 프랑스의 생리학자인 클로드 베르나르Claude Bernard는 생체의 외부 환경의 변화에 따라 세포조직의 환경, 즉 내부 환경internal environment도 변한다는 설을 주장한 바 있는데, 캐논Cannon은 이 개념을 항정작용homeostasis설로 발전시켰다. 즉 생체는 외부 환경의 변화에 의한 내부 환경의 교란을 정상화하려든다는 것이다.

또한 캐논Cannon은 스트레스stress를 받을 때 부신피질副腎皮質과 교감신경계가 개입한다고 하였으나, 후에 한스 셀리에Hans Selye는 온열heat과 한냉cold, 외상, 박테리아, 세균독 등을 스트레스 유발인자라고 하였다. 이러한 요인들이 뇌하수체전엽과 부신피질의 기능을 항진한다고 하였다.

1936년 셀리에Selye는 스트레스stress는 각기 달라도 이에 대하여 보이는 생체 반응은 유사하다는 사실에 주목하여 여러 스트레스 요인stressor에 대한 신체의 비특이 반응

non-specific reaction을 일반적응증후군general adaptation syndrome이라고 불렀으며, 이는
경고 반응alarm reaction, 저항 단계resistance stage 및 소진 단계exhaustion stage로 구성된
다고 하였다.

셀리에Selye는 긍정적 사건이나 부정적 사건 모두 스트레스stress로 작용하는 바, 긍
정적 스트레스eustress와 부정적 스트레스distress는 구분되며, 또한 심리적 요인도 물리
적 스트레스 요인과 동일한 스트레스 반응을 일으키므로 스트레스는 심리적 스트레
스 요인psychological stressor과 물리적 스트레스 요인physical stressor으로도 구분된다고
강조하였다.

한스 셀리에Hans Selye, 1907~1982는 헝가리 태생으로 생리학 및 의학 분야에서 최초
로 스트레스의 개념을 확립한 사람으로 현대 내분비학의 발전에도 크게 공헌한 학자
이다. 몬트리올Montreal 대학에 있는 그의 연구소는 세계적인 연구소로 명성이 높다.
그러나 셀리에Selye는 노벨생리의학상 수상자 후보로 여러 번 추천되었으나 불행히도
수상은 하지 못하였다.

20세기 말에는 스트레스에 의해 초래되는 질병이나 모든 생체 반응을 연구하기 위
해 생물학적 및 심리학적 접근의 통합은 물론, 기초의학 및 임상의학의 여러 분야생리
학, 생화학, 유전학, 분자생물학, 신경과학, 면역학 및 내분비학의 연구 결과를 통합 분석하려
는 노력이 시도되었다.

최근에는 스트레스는 강도의 크고 작음에 상관없이 오래 지속되면 질병을 유발한다
는 사실이 알려져 스트레스에 의한 생체의 반응이나 질병의 발생 기전을 분자 수준
molecular level에서 구명하고, 스트레스에 대한 대처법을 개발하려는 노력이 가속화되
고 있다.

스트레스는 정도의 문제

지금까지의 스트레스에 관한 연구사를 충분히 이해하면 스트레스에 대한 비교적 정

확한 개념을 파악할 수 있을 것이다.

사실 스트레스를 한마디로 정의하기는 어렵다. 실제 스트레스에 대한 다양한 정의가 있는데, 그중 스트레스는 생체에 비상한unusual 적응 반응을 일으키게 하는 자극, 즉 환경의 변화stressor 자체라는 견해와 외부 환경의 물리적 변화 및 심리적 자극 요인에 대한 생체의 항상성 유지 반응의 변성alteration 및 와해disruption라는 견해가 가장 유력한 설이다.

그러나 스트레스에 대한 반응은 성性, 유전, 전통이나 환경에 대한 개인의 지각에 따라 차이가 있다는 것을 감안해 스트레스를 자극 요인과 조절 인자moderating factors 간의 상호작용이라고 봐야 한다는 주장도 있다.

일찍이 셀리에Selye가 지적했듯이 스트레스는 정도의 문제이다. 물리적, 심리적 요인stressor은 개인의 스트레스에 대한 역치threshold에 따라 강도가 결정된다. 모든 자극과 이에 대한 인체 반응은 최종적으로는 우리의 정동작용과 행동을 조절하는 변연계limbic system 내에서 쾌감보답감 중추나 불쾌감고통감 중추를 자극한다는 것은 잘 알려진 사실이다. 어떤 스트레스stress에 대한 생체의 항상성 유지 반응homeostatic function은 불쾌감과 고통pain을 느끼게 할 만큼 강하고 오래 지속되어 정신신체적 질병psychosomatic diseases으로 이어진다. 이는 분명 우리가 스트레스에 노출됐다는 증거이다.

2장
스트레스에 대한 반응 알기

스트레스에 대한 생채 반응

스트레스란 스트레스에 대한 반응을 의미하기도 하고, 때로는 스트레스 반응을 일으키는 원인stressor을 가리키기도 한다.

스트레스에 대한 생체 반응을 설명하기 위해 처음에는 자율신경-부신수질축autonomic nervous system-adrenal medullary이 제안되었으나 그 후 부신피질축의 중요성이 밝혀졌다. 최근에는 시상하부-뇌하수체-내분비축hypothalamus-pituitary-endocrine axis을 비롯하여 변연계limbic system, 불수의 및 골격근계involuntary and voluntary muscular system, 면역계immune 및 중추신경계central nervous system가 모두 관여하는 것으로 알려졌다.

도전-회피 반응

생체는 위험을 인지하자마자 즉시 도전할 것인지 회피할 것인지를 결정하고 이에 대비하는데, 이를 도전-회피 반응Fight-flight Reaction이라고 한다. 이러한 경우의 정신적 및 신체적 긴장은 단거리 선수가 출발신호를 기다리는 순간의 긴장 상태와 유사할 것이다.

위험신호는 뇌에서 받으며 극적인 변화는 시상하부에서 시작된다. 시상하부는 우리의 사고를 조절하는 것은 물론 비정상적인 신체의 모든 기능을 통합하는 중추신경계의 가장 중요한 부위이다.

변연계의 핵심체인 시상하부는 신체의 모든 활동을 조절하는 기능을 하며 또한 갑상선을 비롯하여 다른 내분비선의 호르몬 분비를 조절하는 뇌하수체의 기능을 통솔한다.

우리가 위험, 즉 스트레스 요인stressor에 적극적으로 대처fight하는 경우에는 교감신경계의 작용이 우세해지고, 소극적으로 대처flight하는 경우에는 부교감신경계의 작용이 우세해진다.

도전-회피 반응에 있어서 근육, 심장, 폐와 뇌가 우선적으로 반응하며 그 외 기관은 돌발적인 상황에서만 2차적으로 반응한다.

신체의 도전-회피 반응에 대한 준비

우리는 위험에 직면하여 정면 돌파할 자신이 없거나 필요성을 느끼지 못할 때, 조용한 곳을 찾아가 휴식을 취하면서 앞으로 닥칠 위기에 대처한다. 이 경우 부교감신경의 흥분이 고조되고 교감신경계의 흥분은 억제된다. 소화기 계통의 기능은 항진되고 간장의 대사 작용도 활발해지며 포도당은 근육이나 간장에 글리코겐glycogen의 형태로 저장된다. 대체로 생체의 모든 기관이 재정비되고 에너지를 비축하는 쪽으로 작용한다.

만약 우리가 위험을 피하지 않고 적극적으로 대처하기로 결정한다면 이 경우엔 일반적으로 교감신경계가 흥분하고 대사metabolism도 항진될 것이다.

우선, 근은 보다 효과적인 활동을 위해 글루코오스 형태의 에너지를 요구하게 된다. 따라서 간에 축적된 글리코겐 일부는 글루코오스 형태로 방출하여 혈류를 통해 각 근에 운반된다. 호흡계 기능도 항진되어 다량의 산소 역시 글루코오스를 에너지로 만들기 위해 근조직으로 운반된다. 즉, 혈액을 필요로 하는 신체 조직의 대사량이 증가하면 글루코오스와 산소를 더 많이 보내기 위해 심장 박동은 빨라지고 혈압은 대체로 상승하며 혈관은 이완된다.

한편 소화 작용은 억제되며 타액 분비는 감소하고 신장의 뇨생성 기능도 감소한다. 그러나 때로는 부교감신경이 과민 반응을 일으킬 수도 있는데 공포에 의한 방뇨 및 설사 현상이 대표적인 예다. 이때 증가된 산소의 요구와 이산화탄소의 배출을 위해 호흡은 더욱 빨라지고 깊어져야 한다. 도전−회피 반응을 지속적으로 유지하기 위해서는 부신아드레날린 및 피질호르몬을 비롯하여 갑상선 및 뇌하수체 등의 내분비선의 기능이 활발해져야 한다.

일반적으로 신체 조직의 감염을 억제하기 위한 항−염증 작용은 스트레스 반응 시에는 약화되므로 전염병은 생체가 스트레스를 받는 환경에 있을 때 걸리기 쉽다.

피부도 스트레스의 영향에 의해 변한다. 피부는 과격한 운동에 의해 상승된 체온을 발한 작용을 통해서 낮출 수 있으며 피부의 전기 저항도 더욱 낮게 한다. 스트레스를 받으면 동공은 확장되고 감각 기능은 예민해지며 중추신경계를 통한 정신 활동도 기민하게 향상된다.

3장
우리 몸은 스트레스에 반응한다

 $\bf{\cancel{}}$유해하지 않은 스트레스 반응이라도 장기화 되면 심각한 문제를 유발할 수도 있다. 도전-회피 반응은 삶의 위협을 느낄 때 모든 동물에 있어서 중요하지만 특히 인간은 동물과 달리 격렬한 신체 활동이 요구되지 않는 상황에서도 생리적 및 화학적 변화를 야기할 수 있다. 물리적 스트레스가 아니더라도 교통 체증, 자녀 문제, 욕구 불만, 약속 지연, 직장 내에서의 갈등, 과도한 세금 등의 실생활에서 발생하는 문제 life-stress에 의해서도 스트레스성 반응이 유발되는 것이다.

예를 들어, 어떤 사람이 운동을 하는 동안의 심박수는 분당 145회이지만 동시통역을 하는 동안의 심박수는 160회가 된다고 한다. 이 사람은 가만히 앉아 말만 하는 경우에도 생명의 위협에 대처한 도전 반응과 유사한 스트레스 반응을 일으키는 것이다.

스트레스에 대한 반응이 오래 지속되면 소위 정신신체적 장애가 초래되어 마침내는 신경계를 위시한 생체의 조절계의 기능이 약화되어 신체 조직이 파괴되고 전염병 등의 감염률이 더욱 높아진다.

오랫동안 지속되는 스트레스에 의한 생리적 변화를 생각해보면 우리는 스트레스가 생체 기능의 불균형 속에서 심각한 문제를 야기할 수 있음을 쉽게 이해할 수 있을 것이다. 예를 들어 지속적으로 심장 기능이 항진되고 혈관이 수축되면 심장마비나 고혈압 등의 심혈관계 질병이 일어날 수도 있다. 만약 위에 혈액 공급이 장기간 감소되거나 위액 분비가 항진되면 위경련, 십이지장궤양, 대장염, 변비 및 설사 등의 소화기 계통의 장애가 온다. 또한 폐도 많은 산소를 얻기 위해 과호흡 활동을 계속한다면 현기증이나 두통을 유발할 수 있고 심하면 천식 같은 질병을 일으킬 수도 있다.

피부에도 알레르기성 질환이나 발진 등의 이상이 나타난다. 근긴장이 오래 지속되면 두통이나 요통 등이 일어난다. 특히 이러한 통증은 목과 어깨에 두드러지게 나타난다.

지속적 스트레스에 의해 생체의 전체적 면역 기능이 떨어지면 전염병에 감염될 확률이 더욱 높아질 것이다. 영국 셀리스버리에 있는 감기연구분과는 불안이 감기를 걸리게 하는 주요 인자라는 사실을 보고한 바 있다.

또한 스트레스는 생식 활동을 저하시킬 뿐만 아니라 여성의 월경주기를 불규칙하게 한다. 만성적 불안 역시 이유 없는 두려움에 젖게 하거나 무능력하게 하는 공포감을 초래한다. 물론 스트레스에 의한 이러한 장애가 언제나 발생되는 것은 아니지만 스트레스가 지속되면 질병을 유발하고, 정신신체적 장애를 초래한다는 것은 명확한 사실이다.

근육계의 반응

근육은 자극에 대한 생체의 유일한 표현 수단이다. 근육 활동 없이는 우리는 즐거움을 얻기 위한 운동 및 이동을 할 수도 없고 위험을 피할 수도 없다. 말하는 것, 얼굴 표정, 눈동자의 움직임, 모든 감정의 표현, 그리고 정서의 해결 방식 등은 모두 근육 운동을 통해서 표현되고 해결된다.

이러한 근육은 의지의 지배하에 있으며 중추신경계로부터의 명령을 기다리며 의무적으로 그 명령에 따른다. 일반적으로 교감신경계가 흥분할 때 흥분파명령는 근육계에도 전달되기 때문에 스트레스에 노출되면 근긴장은 고조된다. 즉 만성적으로 긴장된 근육은 피드백에 의하여 더 큰 자극이 되어 결과적으로 엄청난 스트레스 상태를 유발하며 만성적으로 근긴장은 두통, 요통, 식도와 결장의 경련결국에는 설사나 변비를 일으키는, 이상 자세, 천식, 인후부와 흉곽 부분의 질식감, 파상풍, 근육 손상 및 통증 등 수많은 정신신체성 장애와 질병을 일으킨다.

근긴장의 정도는 수축의 강도에 따라 차이가 있는데, 근은 수축과 이완이라는 단 두 가지 상태에 있게 된다. 이완 시에도 기초 긴장basal tone은 있다.

근육이란 사실상 운동신경에 의해서 흥분파를 전달받을 때만 수축하는 능력을 가진 수만 개의 근세포로 구성되어 있다. 이러한 근수축은 배와 관절, 피부 또는 기타 기관을 움직여 일을 수행한다. 종종 불완전하거나 부분적인 근수축이 일어나기도 하는데, 이는 많은 경우 무의식적 자세 유지와 율동적인 운동을 일으킨다. 이러한 잠재성 긴장 상태는 오랜 동안 지속되어 수의적인 긴장 활동을 증대시키거나 과도한 근육 활동을 야기하여 질병으로 연결될 수 있는 만성적 근육 긴장을 일으킨다.

위장계의 반응

한스 셀리에Hans Selye가 동물에게 스트레스를 가하는 실험을 통해 위장 내부에 궤양이 나타나는 것을 발견하였다. 초기에는 이러한 스트레스에 의해 위장GI : gastrointestinal계 기능에 장애가 발생하는 기전을 쉽게 이해하지 못했다. 왜냐하면 도전-회피 반응을 유발할 만한 물리적 스트레스가 가해지지 않았기 때문이다. 현재 미국에서는 GI장애가 다른 어떤 신체장애보다 더 흔하며, 많은 GI장애들이 심리적인 요인에 의해 유발된다는 사실이 밝혀졌다고 한다.

위장계는 음식물을 받아들여 위에서 기계적으로 분쇄한 후 연동 운동이라고 하는 율동적인 운동으로 분쇄한 음식물을 장으로 이동시킨다. 그리고 미세한 음식물 조각들로부터 에너지원이나 조직 형성에 필요한 글루코오스, 단순지방산 및 아미노산을 추출하여 흡수한다.

위장계는 고유의 수축 리듬을 가지고 있으며 위장 운동을 조절하거나 효소의 분비를 통제하는 수많은 자율적 반사의 지배를 받고 있다. 시상하부에는 배고픔과 식욕을 통제하는 중추가 있어 쾌감과 불쾌감에 밀접하게 관련되어 있다. 배고픔과 포만감은 확실히 정서적 상태이기 때문에 시상하부가 위장관계의 기능 조절에 관여하는 것은 자연스러운 일이다.

위장관계는 전술한 바 있는 전형적 자율신경계를 통해서뿐만 아니라 복잡한 방식으로 정서 상황에 반응하기 때문에 자극이 강하면 언제든 질병을 일으킬 수 있다.

스트레스 각성에 대한 반응은 입으로부터 출발해서 모든 소화관 조직에서 나타날 수 있다. 정서 상태가 타액 분비에 영향을 미친다는 것은 파블로프의 고전적 연구에 의해 이미 분명하게 증명되었다. 한 예로 연사가 청중 앞에 서면 입이 마른다는 것은 잘 알려진 현상이다. 또한 고대 중국에서 범죄 용의자에게 쌀을 씹도록 했는데 이때 침이 적게 나타나는 것을 유죄의 지표로 삼았다고 한다. 이는 타액의 분비량이 공포의 척도가 된다는 것을 의미한다.

정서적 충격은 위와 연결되는 식도부에 있는 근육의 경련성 수축을 일으키며 이러한 경련성 수축은 연동 운동음식물을 소화기 계통으로 보내는 율동적 운동에 지장을 주고 음식물을 삼키는 데 지장을 일으킨다고 한다.

위 역시 정서적인 반응 체계의 일부로 인식되고 있다. 대부분의 불안 검사는 상태를 참작하고 있다. "나는 식욕이 없다.", "나는 속이 쓰리곤 한다." 및 "나는 구역질이 난다."와 같은 진술은 불안과 정서적 각성의 신체적 증상으로 가장 빈번하게 기술하는 사항들이다. 십이지장궤양은 의사결정을 해야 하는 등 압력을 많이 받는 전문가와 행정가에게 자주 나타난다.

요즘 의사들은 환자들의 위장 내벽에서 일어나는 상황을 내시경으로 관찰할 수 있다. 분노하고, 분개하며, 공격성을 유발시키는 상황에서 위의 내벽은 염산과 여러 가지 효소의 분비 증가에 의해 충혈되며, 위의 점막은 매우 연약하여 자연적으로 발진이 일어나 궤양이 진전된다.

충격을 받거나, 우울증 혹은 무기력을 느끼는 경우 그리고 위축될 정도로 압도되는 상황에서 위장관계 기능은 정상 수준 이하로 떨어지고 만다. 이런 상황에서는 분비선에 혈류가 감소되면 음식물의 분해를 돕는 위액 중 독한 물질염산에 대항하는 부위의 자연적인 보호 기능이 감소된다.

스트레스 자극은 장의 연동적 리듬 또한 변동시킨다. 대장뿐만 아니라 소장에서도 정서적 충격에 의한 연동 운동의 변동은 가장 고전적인 두 가지 스트레스 반응을 일으킨다. 하나는 장관 운동이 너무 신속하여 수분 흡수를 충분히 하지 못해 설사가 일어나는 경우이고, 다른 하나는 내장 운동이 너무 느려서 지나치게 탈수되어 변비가 일어나는 경우이다.

특히 만성적인 변비는 보다 심각한 장의 폐쇄를 유발할 수도 있다. 또한 췌장의 염증췌장염뿐만 아니라 췌액과 담즙의 이동이 도관에서 차단되는 경우 역시 스트레스의 촉발과 관계있다는 보고도 있다.

대뇌의 반응

우리는 뇌의 전기적 활동을 분석할 수 있으므로 그것을 반응 체계로 이해할 수도 있다. 우선 우리는 신경세포들의 활동 상태를 뇌파EEG를 기록하여 분석할 수 있다.

뇌파EEG는 근전도와는 달리 언제나 특성적인 파형을 그린다. 대뇌의 지배적이고 조용한 리듬은 그리스어인 알파alpha라는 문자로 표시하는데 알파파alpha wave의 발생 빈도는 8~13Hz이며 크기는 25~100μV마이크로볼트 정도이다. 대뇌의 활동이 증가하면 기본 알파 리듬은 빈도14~80Hz는 크지만 높이는 낮은 베타파beta wave로 바뀐다. 또 다른 통상적 파형은 세타파theta wave라고 하는데 이는 4~7Hz에서 변동하며, 더 느린 파형인 델타파delta wave는 3.5Hz 이하로 변동하며 수면 동안에만 관찰된다.

복잡한 뇌파형의 분석은 비정상적인 대뇌 상태를 진단하는 데 사용된다. 최근에는 여러 가지 활성화 상태를 기술하는 파형이 널리 사용되고 있다. 알파파는 유의미한 인과적 사고가 없을 때 나타나는데 이는 스트레스 각성이 최소화 된 상태, 즉 마음이 조용한 상태를 가리킨다. 베타파는 주의 집중, 문제 해결 및 자기를 외부 세계와 연관시키는 것으로 특징지어진다. 반드시 스트레스를 주는 상태는 아닐지라도 스트레스 유발의 가능성은 베타파가 기록될 때 더 높다.

세타파는 실망과 좌절 등의 정서적 스트레스를 받는 경우에도 관찰된다. 백일몽, 환상 그리고 몇몇 연구자들이 '창조적 심상'이라고 하는 것은 세타파가 기록되는 상태에서 더 많이 일어난다고 한다.

대뇌의 물리적인 반응과는 달리 스트레스 상태를 더 잘 반영할 수 있는 것으로 심리적 혹은 기분의 반응이란 것도 있다. 휴식과 이완 기간의 대뇌의 심리적 성질을 동질 정체라고 하는데, 이는 개인의 주관적인 기분이 정신과 신체 간의 건강한 관계를 증진시키면서 조화 상태에 있는 것을 의미한다.

그러나 스트레스 기간에는 정신과 신체 간의 조화가 혼란에 빠지게 된다. '정서적 장애'란 스트레스 반응의 한 특징이다. 스트레스를 받고 있는 동안 혼란, 공포, 극단적인 정서적 민감성 및 자아위협감 따위를 느끼는 것은 흔한 일이다.

많은 연구자들은 현실 접촉의 심한 장애를 가진 정신분열증 환자 중에는 인생의 과도한 외상에 대한 보상작용에 의해 정신병이 일어난 경우로 여기고 있다. 정신분열증 환자는 전통적인 대응기전을 통해 현실의 스트레스에 전혀 대응할 수 없게 되므로 스트레스로부터 탈출하기 위하여 현실로부터 자신을 제거하는 결정을 무의식적으로 하는 것이다. 이런 이론을 지지하는 증거로 이들에게 따뜻하고 호응적인 환경을 제공함으로써 현실로 복귀시키는 데 성공한 사례를 들 수 있다.

심혈관계의 반응

모든 질병이 다 생리심리학적인 것은 아니며, 또한 모든 생리심리학적 질병을 심인성인 것으로 간주할 수는 없다. 그러나 심장순환계 질환의 경우에는 스트레스의 역할을 완전히 배제하는 것은 거의 불가능하다.

그러나 정확히 얼마나 많은 스트레스가 다른 위험요인들과 관련되어 있는지를 알기는 어렵다. 더욱이 스트레스의 간접적인 성질과 이런 만성질환의 장기적인 진전 때문에 이 문제의 정답은 더욱 모호하다.

심장순환계의 질환은 심장 그 자체에 관련된 문제들, 즉 혈류와 혈압, 혈관의 구조 및 혈액의 성분에 관련된 문제들을 내포하고 있다. 이들 요인은 서로 복잡하게 관련되어 있어 한 요인의 이상은 다른 요인의 기능에도 영향을 미치기 때문에 각각의 요인을 별도로 분리해서 논의할 수 없다는 특징을 갖고 있다.

심장이 하는 일은 신체의 세포로 혈액을 공급하는 것이다. 혈액은 세포의 생존에 필요한 산소와 에너지 생성 물질들을 운반한다. 심근으로 이루어진 심장은 펌프질을 하기 위해 수축운동을 계속해야 한다. 심장이 수축하면 심장내압이 증가하는데 심장 내부의 압력이 외부압보다 클 때, 혈액은 대동맥 내로 사출되어 신체의 곳곳으로 이동한다.

정상적인 성인 남자에서 심실 수축 후의 최대 동맥압은 약 120mmHg에 이르며, 이완 후 최소 동맥압은 약 80mmHg로 떨어진다. 이들 압력지표120/80는 사람들의 혈압을 표시하는 데 사용되고, 이는 혈압계sphygmomanometer를 사용하며 쉽게 측정할 수 있다. 여러분은 여러분의 혈압을 정기적으로 측정하여 혈압이 얼마인지 알고 있어야 한다.

심장은 박동조절자pacemaker라고 불리는 우심방에 있는 특수조직세포의 막전압 변동에 의해 결정되는 고유의 리듬을 가지고 있다. 심장은 신경의 지배를 받지 않을 경우에도 독자적으로 수축할 수 있다. 그러나 심장은 대뇌로부터 끊임없이 신호를 받기 때문에 심장 박동주기는 지속적인 중추신경계의 지배하에 있을 것이다.

심장은 교감신경계와 부교감신경계의 지배를 받는다. 신경적 조절에 덧붙여 심장은 수축 속도와 강도를 증가시켜서 심근의 수축성을 증가시킬 수 있는 에피네프린이라는 호르몬에 의해서도 영향을 받을 수 있다.

심장순환계는 실제로 활동하기 이전에 심장의 운동을 증가시킴으로써 인체의 생리적 요구 및 신진대사상의 요구에 미리 대비할 수 있다. 순환계는 어떤 활동이 실제로 요구되지 않을 때라도 여러 가지 심리 상태에 의해 활동이 증가될 수 있다. 새롭거나 이상한 경험은 공포, 불안 및 자아를 위협하는 대부분의 상황처럼 심장 박동을 항진시킨다.

이러한 현상은 스트레스란 심리적 또는 상징적인 위협에 대한 신체의 부적절한 반응이라고 한 해럴드 울프Harold Wolff의 정의를 상기시킨다. 복잡한 현대사회에서, 스트레스 유발원들은 대개 신체적인 행위를 필요로 하지 않는 상징적인 것들이다. 따라서 만성적으로 스트레스를 받는 사람은 종종 만성적으로 심장을 과로하게 만드는 것이다.

스트레스와 관련되는 또 다른 심장순환계 질환은 만성적으로 높아진 혈압, 즉 고혈압이다. 최대수축기혈압 및 최소이완기혈압이 135/90 이상이면 고혈압으로 간주한다. 고혈압 환자의 약 90%가 소위 말하는 '본태성 고혈압'인데 이는 그 병인이 알려지지 않았다는 것을 의미한다.

심장의 일차적인 작업은 혈액을 흘려보내야 하는 동맥의 저항을 극복할 수 있는 압력을 생성하는 것이기 때문에 혈압의 증가는 심장이 하는 일을 크게 증가시키며 심장순환계에 문제를 일으킨다.

심장과 마찬가지로 혈관도 호르몬에피네프린과 노에피네프린과 자율신경계교감과 부교감에 의해서 순간순간 변동될 수 있는 고유의 탄력성을 가지고 있다. 공포, 분노 및 불안 같은 심리 상태와 그에 대한 예견은 상징적이거나 심상화된 위협에 대한 신체적인 반응을 야기하면서 혈관의 직경을 변동시킨다.

동맥경화증이라고 하는 지방성 프라그의 혼화물에 의한 혈관의 파괴 역시 심장혈관계에 문제를 일으키는 요인 중 하나다. 스트레스와 순환계 질환들 간의 관계는 스트레스가 유발되는 동안 에피네프린과 코티졸이라는 호르몬이 근육에 사용될 지방산 콜레스테롤을 동원하여 그것들이 사용되거나 재흡수될 때까지 혈류 속으로 순환시키는 사실에 연관되어 있다. 포화지방이나 콜레스테롤의 과량섭취 등은 동맥경화증 발생의 주요 요인이지만 스트레스도 동맥경화를 촉진하는 요인이다. 최근의 연구에 따르면 동맥경화 과정에는 염증 반응이 크게 관여한다고 한다.

동맥경화증이 이미 진전된 상태에서 동맥이 그 탄력성을 상실하면 혈압이 상승하는데 이러한 혈압 상승은 고혈압과 심장병 발생과 깊은 상관성을 가진다. 또한 혈관의 직경을 줄이는 동맥경화 프라그는 산소 운반을 저해하기 때문에 관상동맥이 영향을 받을 경우 심근경색이나 심장마비를 일으킬 수도 있다.

스트레스와 관련된 또 다른 순환계 문제는 편두통으로 알려져 있는 순환성 두통이다. 일반적으로 편두통은 대뇌 속과 대뇌 주변의 동맥이 반사적으로 경련성 수축을 일으킴으로써 시작된다. 경련성 수축은 혈관 벽의 허혈ischemia을 초래하여 혈관을 이완시키며, 이완된 혈관은 강한 동맥압의 박동에 의해 신전stretch됨으로써 편두통이 일어난다고 여겨진다.

편두통이 발생하는 원인은 다원적이지만 주로 지속적인 흥분이나 긴장에 의한 혈관 운동의 이상 때문에 발생한다. 일반적으로 편두통은 발생 30분 및 1시간 전에 오심nausea, 시각과 청각의 환각 및 과민 반응 등의 전구 증상prodromal symptom을 나타낸다.

편두통이 일어나는 명확한 기전은 아직 잘 알려져 있지 않다. 편두통 증상이 있는 사람의 경우 세로토닌을 산화시키는 호소의 결핍 등 호르몬 대사 장애가 있다는 견해도 있다. 최근의 임상조사연구 결과들은 편두통의 어떤 유형은 정교한 이완 훈련을 통해 중추신경계를 조절할 수 있는 능력을 학습함으로써 완화될 수 있음을 보여주고 있다. 이는 어떤 화학적 불균형을 완화시키는 것이 아니라 최초의 심인성 촉발 기제를 통제한다는 것을 의미한다.

피부 반응

피부는 스트레스 촉발에 반응할 수 있는 이상적인 기관은 아니라 하더라도 스트레스를 받을 때 피부의 여러 기능과 복잡하게 얽혀 있는 신경계의 반응은 예민해지는데, 그 민감성은 피부가 다른 부위의 상태를 반영하는 유용한 창문임을 시사한다.

피부 반응은 신체에서 일어나는 것과 정신에서 일어나는 두 가지 기본 반응 패턴을 지니고 있다. 그 중 하나는 종종 '전기적 언어'라고 불리는데 그 이유는 만약 우리가 적절한 청취 능력만 가지고 있다면 피부가 말하는 것처럼 느낄 수 있기 때문이다.

피부조직을 구성하고 있는 수백만 개의 세포들은 전기적 성질을 띠고 있는 화학물질들을 갖고 있다. 신체가 일련의 행위를 표현할 때 피부의 화학적 활동도 변동되어 각기 다른 전기적 활동 패턴을 나타내게 된다. 이런 전기적 활동은 피부 표면에서 피부전기반응계GSR로 측정할 수 있다. 일정하지만 끊임없이 변동하는 피부의 활동은 기계적 소리로 나타낼 수도 있다. 그래서 복잡하여 해석하기가 곤란함에도 불구하고 경찰에서는 거짓말 탐지기에 이용하기도 하며 심리학자들은 정서, 동기 및 문제해결 기법을 이해하기 위해 사용하기도 한다.

피부의 또 다른 기본 반응 체계는 피부의 온도이다. 피부 밑에는 정서에 따라 혈류량이 변동하는 미세한 혈관 등이 있다. 긴장과 불안을 느끼는 동안에는 그 혈관들이 수축되어 혈액이 적게 흐르게 되므로 피부는 창백하게 보이고 피부 온도는 떨어진다. 평소에는 혈관이 확장되어 피부에 혈액을 흘려보내서 피부 온도가 올라간다.

이런 유형의 반응 패턴을 통하여 지속적인 정서적 흥분과 긴장이 어떻게 신체기능 부전과 질병을 일으키기에 충분하도록 피부 활동을 변화시킬 수 있는지를 상상해 보는 것은 그리 어렵지 않다.

특정한 피부 상태나 질병이 우리들의 심리적 반응 패턴에 의해 야기된다는 사실이 밝혀졌다. 예를 들면 빨갛게 되고, 부어오르며, 가렵고, 진물이 나는 피부의 습진은 정서적인 자극과 관련되어 있다. 충혈과 가려움은 그 부위에 비정상적인 혈류가 흘러들어옴을 나타내는 지표인 반면, 진물이 나는 것은 피부세포들이 진물 생성 속도를 증가시킨 결과이다. 유전적으로 습진 발생 성향이 있는 사람에서 정서적 스트레스는 피부 세포들이 방출하는 진물의 양을 증가시키고 반면 이완은 그것을 감소시킨다는 연구 보고도 있다.

습진 환자들은 침착하지 못하여 참을성이 없고 매우 안절부절못하지만 이런 특징들과 피부 상태의 관계가 분명하게 밝혀지지는 않았다. 유사한 연구가 두드러기발진, 건선마른버짐 및 여드름 환자에게서도 행해졌지만 결과는 아직까지 미흡한 상태이다.

4장
스트레스, 어떻게 극복할까

스트레스를 주는 상황들

런던의 채링 크로스 병원Charing Cross Hospital의 심장학자인 피터 닉슨Peter Nixon 박사는 신체에 적당하지 못한 과도한 각성이나 이러한 각성이 지속되게 하는 인자를 다음과 같이 요약하였다. 이 요인들은 주로 심장병에 관련된 것이지만 일반적으로 세계 모든 곳에서 통용되고 있다.

- 어쩔 수 없이 다른 사람으로부터 받는 압박감
- 조절이 불가능한 시간적 압박감
- 불면
- 생활 습관의 변화

위의 사항 중 생활 습관의 변화에 대한 연구가 미국에서 홈스Holmes와 레어Rahe 교수에 의해서 이뤄졌다. 그들은 생활 습관의 변화가 인간의 건강에 어떠한 영향을 미치는지에 대한 연구를 시작하여 1967년 사회 재적응 평정척도Social Readjustment Rating Scale : SRRS를 제정하였다.

이 척도는 원래 43개의 특수한 생활 사건들로 구성되어 있는 것으로 각 항목은 해당하는 스트레스의 정도를 나타내는 점수를 갖고 있다. 가장 높은 점수가 주어진 생활 사건은 배우자의 죽음이며 가장 낮은 것은 사소한 법규 위반이었다.

여기에서 중요한 것은 한 가지 사건이 스트레스에 의한 질환과 관련되는 것이 아니라 집중된 기간 내에서 일어나는 수많은 사건들의 누적된 효과가 질환을 예언케 한다는 것이다.

스트레스 수준을 측정해보자

다음은 생활에서 일어나는 사건들을 열거한 것입니다. 지난 1년 동안에 여러분에게 일어났던 각 사건들을 왼쪽 (   )란에 ○표 하시오.

	생활 사건	점수
( )	배우자의 사망	100
( )	이혼	73
( )	별거	65
( )	수감(복역)	63
( )	가까운 가족의 죽음	63
( )	개인적 상해나 질병	53
( )	결혼	50
( )	해직	47
( )	부부 간에 화해	45
( )	은퇴	45
( )	가족 구성원의 건강 상태 변화	44
( )	임신	40
( )	성적인 장애	39

( )	가족의 증가	39
( )	직업의 재적응	39
( )	경제 상태의 변화	38
( )	친한 친구의 사망	37
( )	전업(전직)	36
( )	부부 간에 말다툼 횟수의 변화	35
( )	1,000만 원 이상의 부채	31
( )	부채담보물의 권리상실	30
( )	업무 책임의 변화	29
( )	자녀의 출가	29
( )	친척과의 문제	29
( )	뛰어난 개인적 성취	28
( )	배우자의 취직이나 퇴직	26
( )	입학이나 졸업	26
( )	생활 조건의 변화	25
( )	개인적인 습관의 변화	24
( )	상사와의 문제	23
( )	근무 시간과 근무 조건의 변화	20
( )	주거 변화	20
( )	전학	20
( )	레크리에이션 습관의 변화	19
( )	교회 활동의 변화	19
( )	사회 활동의 변화	18
( )	1,000만 원 이하의 부채	17
( )	수면 습관의 변화	16
( )	모이는 가족 수의 변동	15

( )	식사 습관의 변화	15
( )	휴가	13
( )	크리스마스	12
( )	사소한 법규 위반	11

점수 : _____

학생용 질문지

아래에 열거된 사건들은 대학생들의 생활에서 일어나는 것들입니다. 지난 1년 동안에 여러분에게 일어났던 일들을 왼쪽 (   )란에 ○표 하시오

	생활 사건	점수
( )	가까운 가족의 사망	100
( )	수감(복역)	80
( )	대학 입학이나 졸업	63
( )	임신(임신했거나 임신시킴)	60
( )	심한 개인적 질병이나 상해	53
( )	결혼	50
( )	대인 관계 문제	45
( )	경제적 고충	40
( )	친한 친구의 사망	40
( )	방 친구와의 말다툼(이틀에 한 번 이상)	40
( )	가족과 중요한 의견의 불일치	40
( )	습관의 변화	40
( )	생활환경의 변화	30
( )	직업을 새로 갖거나 그만 둠	30

( ) 상사나 교수와의 문제	25
( ) 뛰어난 개인적 성취	25
( ) 몇 가지 교과목의 실패	25
( ) 기말시험	20
( ) 데이트 횟수의 증가나 감소	20
( ) 작업(연구) 조건의 변화	20
( ) 전과	20
( ) 수면 습관의 변화	18
( ) 수일간의 휴가	15
( ) 식사 습관의 변화	15
( ) 가족과의 레크리에이션 활동의 변화	15
( ) 사소한 질병이나 상해	15
( ) 사소한 법규의 위반	11

점수 : ______

위의 평가 문제 중에서 해당되는 사항의 점수를 모두 합산한 결과, 1년간의 총점이 150점 이하이면 생활 변화에 근거한 여러분의 스트레스 수준은 낮은 편이라 할 수 있다. 총점이 150점에서 300점 사이라면 스트레스 수준이 경계선에 있으므로 생활에서의 다른 변화들을 최소화해야 할 것이다. 만약 300점이 넘는다면 스트레스에 관여된 생활 변화 수준이 높기 때문에 더욱 생활의 변화를 최소화하는 동시에 스트레스 해소를 위한 이완 훈련이 요구된다.

사람들은 거의 모두 다르게 반응하겠지만 질병을 야기하는 것은 환경 그 자체가 아니라 변화에 의한 지속적인 각성이 문제가 되는 것이다. 따라서 시기에 따른 커다란 변화를 피하는 것이 현명하다.

예를 들어, 만약 퇴직을 하려고 한다면 그와 때를 같이 하여 이사를 하는 것은 좋지 않다. 또한 새로운 직업을 얻은 젊은 사람이 동시에 결혼을 한다거나 체중을 줄이기 위해 습관의 변화를 시도하는 것도 좋지 않다.

우리가 감당할 수 있는 만큼의 변화는 분명 필요하다. 그러나 동시에 여러 가지 변화를 한꺼번에 맞는다면 그러한 변화에 따라 반응을 조절할 수 있어야 하며 이완을 실시해야 할 것이다. 즉 각성의 수준을 낮게 조절하는 것이 필요하다.

각성의 필요성

각성의 적정 수준은 성취를 위해 필요한 것이지만 과도한 각성은 수행에 적절치 못하며 질병과 피로를 유발한다. 닉슨Nixon 박사는 인체 기능 곡선human function curve을 이용하여 각성에 대한 수행의 비교 분석을 제시하였다. 다음의 그림은 여러분이 스트레스를 이해하는 데 도움이 될 것이다. 여러분은 기능 곡선의 어디에 있는가?

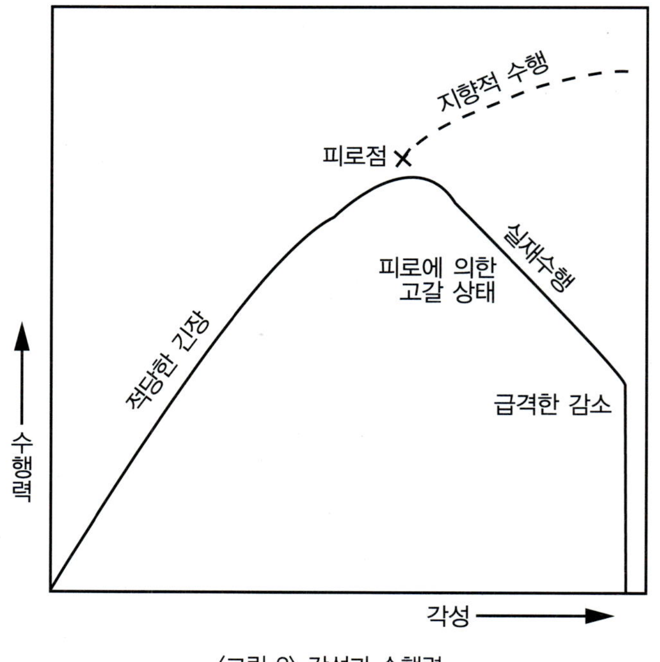

〈그림 2〉 각성과 수행력

●●● 바람직한 긴장

인간은 좋은 기분을 느끼면 행동도 이완되며 신체적 여가 활동에 참여하여서도 기쁨을 얻게 된다. 그러니 몸의 이완과 운동을 위해 소비하는 시간을 아깝게 생각하지 마라. 부담과 억압은 행복감을 감소시키는 원인이며, 건강을 거부하는 커다란 요인이다.

다른 사람들이 당신을 건강하고 적응력이 있으며 우호적인 사람으로 느끼게 하라. 성공을 위해서는 그러한 것이 요구된다. 또한 노력을 계속할 수 있는 인내, 빠르고 유연한 사고, 창의력, 활동력과 기타 능력 역시 성공을 위해서 필요하다. 그러나 과도한 각성 수준의 증가는 오히려 수행 능력을 감소시키니 주의해야 한다.

●●● 적응성 피로

여러분은 적당한 피로를 느낄 수 있지만 그 자체를 거부해서는 안 되며 가능한 한 회복을 위한 조치를 취해야 한다. 기본적인 에너지 고갈은 일어날 수도 있으며 지연될 수도 있다.

수면은 회복을 위해 매우 적당한 것이며, 당신이 피곤하여 수면이 필요하다고 해도 다른 사람들은 당신을 건강한 피로 상태에 있는 것으로 볼 수도 있다. 따라서 이러한 정도의 피로에 대해 걱정하지 않아도 된다.

●●● 극심한 피로

여러분은 자신의 건강을 과신할 수도 있다. 나 자신은 건강하기 때문에 이완법이 필요 없으며 체력을 향상시키는 것도 필요 없다고 생각하기 쉽다. 극도의 피로가 모든 능력을 저하시키지만 건강과 행복감을 저해하는 과도한 부담과 억압을 부득이 받아들여야 하는 경우도 있다. 여러분은 결과가 없는 활동을 행할 수도 있으나 각성의 증가는 단지 수행력을 악화시킬 뿐만 아니라 더욱 큰 불안과 각성을 야기한다.

긴장의 다른 징후를 보자. 기분 나쁘고 불만적인 상황에서는 오랜 시간 작업을 해도 그 성과는 적으며, 작은 일에 온통 시간을 소비하며 큰 문제의 해결은 뒤로 미루게 된다. 수면은 부족할 수도 있으며 매너리즘은 다른 사람의 평온한 마음을 흔들어 놓을 수 있다.

　성공을 위한 여건은 겉으로 드러나지 않으며 사람의 마음도 변하기 때문에 적응력도 상실될 수 있다. 식욕, 음주와 흡연이 증가할 뿐만 아니라 태도가 불분명해지며 특히 남성에게는 들뜬 행동이 나타난다.

　더욱 심각한 피로를 느낀다면 의사의 도움을 받아야 한다. 이러한 상태가 지속되면 결국 정신적 신체적인 건강을 해치게 된다. 대부분은 이러한 느낌을 경험하며 또한 다른 사람의 경험도 관찰할 수 있다.

스트레스를 극복하는 방법

　참기 힘들고 극도로 피곤하여 친구나 카운슬러의 도움이 요구되는 상황에 대한 조언을 제시하고자 한다. 그러나 다음의 각 사항은 오랫동안 실시된다거나 아주 위험한 상황에 도달하기 전에 취해짐으로써 단지 스트레스의 영향을 줄이는 방법이 될 것이다.

- 어느 정도의 각성 수준까지 견딜 수 있는지를 스스로 인지하라. 일이 너무 많을 때 주저 없이 거절하라. 피로를 인지하고 그것을 극복할 수 있는 행동을 취하라.
- 환경을 변화시켜라. 스트레스를 유발하는 환경으로부터 도피하라. 이것은 직업, 이사, 여행 등을 의미하는 것이다. 이것이 불가능하다면 어떤 경우에서든지 해결이 불가능할 것이다.
- 내성 키우기. 자주 스트레스 상황에 직면하여 그 상황을 이용하라.
- 적당하게 지켜라. 건강하고 모든 것이 양호할 때, 적당한 양의 영양과 수면을 취하고 또한 적당한 운동을 실시하라. 그것은 스트레스를 극복할 수 있는 가장 쉬운 방법 중 하나이다.
- 취미와 여가 활동은 매우 매력적인 것이며 돌발적인 문제에서 마음을 편안하게 해준다. 창조적인 레저의 이용은 매우 중요하다.
- 스트레스를 받는 상황의 느낌을 수용하라. 그러한 느낌에 여러분이 크게 놀라서

는 안 된다. 단지, 후에 다른 사람을 더욱 이해하는 데 그러한 경험을 이용하라.

- 다른 사람을 도와라. 인간은 사회적 동물이며, 다른 사람의 도움이 필요하다. 우리가 다른 사람을 위하는 마음을 표시하는 것도 똑같이 중요한 일이다. 우리는 문제를 서로 상의할 수 있으며 부정적 스트레스 없이도 스트레스를 극복할 수 있다. 한스 셀리에Hans Selye는 이를 감사의 철학the philosophy of gratitude이라 하였다.

- 각성 수준을 낮추는 법을 배워라. 심리학자와 생리학자들은 근이완 상태가 불안의 이완과 매우 깊은 관계가 있음을 제시하였다. 뇌에 제일 먼저 위험 신호를 보내는 것은 근긴장이다. 근이완에 의하여 전달 신호가 모두 양호하게 모든 곳에 보내진다. 따라서 근이완은 각성 수준을 낮추는 효과적인 방법이라 할 수 있다.

5장
잘못된 자세가 스트레스를 부른다

근긴장과 피로

우리 생활에서 행동은 기본적인 것이다. 우리가 한 동작을 취해 오랫동안 지속하고 있으면 신체적 및 정신적인 피로를 느끼게 되며 심한 경우에는 근육통을 호소하게 된다. 근육은 운동을 함으로써 발달하는데 이런 경우 증가된 대사량에 부응하는 혈액순환이 요구된다.

또한 운동은 직접적으로 근이완을 향상시킬 수 있다. 왜냐하면 한 동작을 일으킬 때 주동근agonist이 수축하면 길항근antagonist은 이완을 일으키기 때문이다. 이것은 여러분이 팔을 굽히는 동작을 통해 쉽게 관찰하고 느낄 수 있다.

앞쪽의 이두근이 수축하면 동작을 원활히 발현시키기 위해 뒤쪽의 삼두근은 동시에 이완한다. 반대로 삼두근이 수축

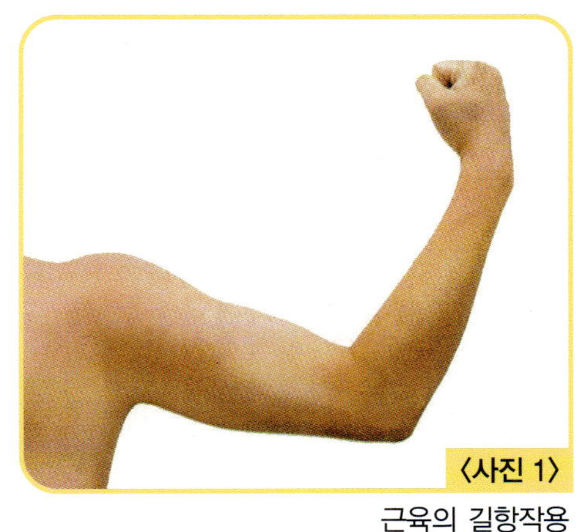

〈사진 1〉
근육의 길항작용

을 하면 이두근은 이완한다. 이렇듯 모든 동작은 서로 길항작용에 의하여 근수축과 근이완이 발생하는 것이다.

만약 근이 오랫동안 정적인 상태로 긴장을 지속한다면 순환은 방해를 받게 되고 피로가 유발될 것이다. 이 경우 너무 과한 긴장으로 인하여 통증과 고통을 야기하는 근육 경련처럼 근육에 쥐가 나게 되는데, 특히 목과 어깨에 있는 근육에 자주 나타난다.

근긴장이 더 지속되면 또 다른 부작용이 야기될 수 있다. 잠깐 주먹을 꽉 쥐기만 해도 혈압이 상당히 상승될 수 있으며, 근긴장이 과다하게 지속되면 주의력은 산만해진다. 더욱이 이러한 상태를 인지하게 되면 신체적으로 감당하기 어려운 작업을 자기가 강행하고 있다고 생각하게 될 것이다. 그렇게 되면 어깨는 더 단단해지며 턱은 꽉 다물어지고 다리는 중압감을 느끼게 된다.

이러한 장기적 긴장은 그 당시보다 일과 후에 더욱 많은 피로감과 두통, 요통 및 다른 신체 부위의 근육통을 느끼게 한다. 또한 이를 악물고 오랫동안 있으면 턱 근육의 지나친 긴장이 치아의 역학적 불균형을 초래하여 두통이 유발될 수 있음은 잘 알려진 사실이다.

근육통의 원인

인간의 신체에는 약 620개의 골격근이 있는데 이러한 근육이 사지를 움직이고 척추를 움직여서 모든 동작을 발현시킨다. 골격근은 신체 내장의 근육과 심근과는 달리 수의근이라고도 부른다. 우리는 이러한 골격근의 수축을 수의적으로 조절할 수 있으며, 이로 인해 의식적 운동과 일상 활동을 할 수 있다.

하나의 골격근은 수많은 근섬유세포로 이루어져 있고 근막으로 싸여 있다. 한 개의 근섬유에는 수많은 근원섬유가 들어 있으며 개개의 근원섬유는 근필라멘트로 구성되어 있다. 즉 액틴actin 분자와 미오신myosin 분자가 서로 겹쳤다 펴졌다 하며 근의 수축과 이완을 가능하게 한다.

수의적 동작을 일으키기 위한 신호는 뇌에서부터 출발하여 척수에 이르며 여기서 다시 운동신경을 따라 동작이 요구되는 근육에 전달된다. 그러면 운동신경 종말부에서는 아세틸콜린이라는 신경전달물질이 유리되어 활동전압을 근섬유까지 전달하게 된다. 이러한 과정에서 화학적 에너지의 일부만이 활동전압흥분파의 생성과 전달에 이용되며 그 나머지는 열로 변한다.

골격근이 수축하려면 근육세포에서 혈당포도당이 무산소 및 유산소 분해해당작용에 의해 생성된 ATP가 필요하다. 따라서 정상적인 순환계 및 호흡계 기능의 유지는 근활동에 꼭 필요하며, 운동 시 산소 공급이 부족하면 무산소 해당작용에 의해 피로 물질인 젖산이 축적된다. 젖산은 동작의 이완 단계에 혈류를 통하여 제거되거나 산소 공급을 받아 재활용된다.

그러나 근육의 장기적 수축에 의하여 혈액에 젖산이 축적되면 근육통이 생기고, 근육이 뭉치며 신체적 피로가 나타난다. 이러한 상태는 심한 운동을 한 후 쉽게 느낄 수 있는데, 가벼운 운동 후에는 느끼지 못한다. 따라서 원활한 혈액순환과 충분한 근이완은 근육 내의 젖산 감소에 매우 중요하다.

간헐적인 근긴장은 근조직에 별 손상을 입히지 않으며 근의 수축과 이완에 의한 리드미컬한 운동은 혈액순환을 원활히 하며 근육통에 의해 야기되는 고통과 피로를 줄이거나 해소할 수 있다. 너무도 피로해서 야간 외출도 포기하고 있었는데 다시 새로운 의욕과 상쾌한 기분을 느낄 수 있었다면, 이는 낮 동안 즐거운 시간을 보냈다는 기억에서 오는 정신적 피로회복과 근이완에 관계되는 리드미컬한 활동의 효과 때문인 것이다.

근긴장을 인지하라

우리는 근이완법을 학습하기 전에 먼저 근긴장을 인지할 수 있어야 한다. 흔히 근이완에 관한 강의 시간 중에는 사실 모두가 상당한 근긴장 상태에 있으면서도 이를 인지하지 못한다. 사람에 따라서는 오랜 기간을 통해서 근긴장을 유발하는 습관이 후천적으로 형성되어 근의 비정상적 수축을 감지하지 못하는 경우도 있다. 또한 이런 사람들은 긴장이나 이완 시 느끼는 감정을 스스로 인지하지 못한다.

일상생활에서 자기 몸의 근긴장 상태를 아는 것은 대단히 중요하다. 이러한 지식을 습득하는 데는 몇 가지 방법이 있다.

●●● 촉감에 의한 긴장 인지

근이완과 긴장을 식별하는 가장 효과적이고 보편화된 방법은 근의 수축 시 단단한 느낌과 이완 시의 부드러운 느낌 간의 실제적인 차이를 촉감touch을 통해 감지하는 방법이다. 우리는 다음에 제시된 방법에 의해 팔에 나타나는 근긴장의 정도를 감지할 수 있다.

한 손으로 반대쪽 어깨의 끝을 잡는다. 팔이 긴장되고 단단하게 되면 팔은 약간 위로 올라간다. 따라서 근이 단단하게 되는 것과 뭉치는 느낌을 인지할 수 있다. 팔의 모든 부분에서 그러한 기분을 느껴라.

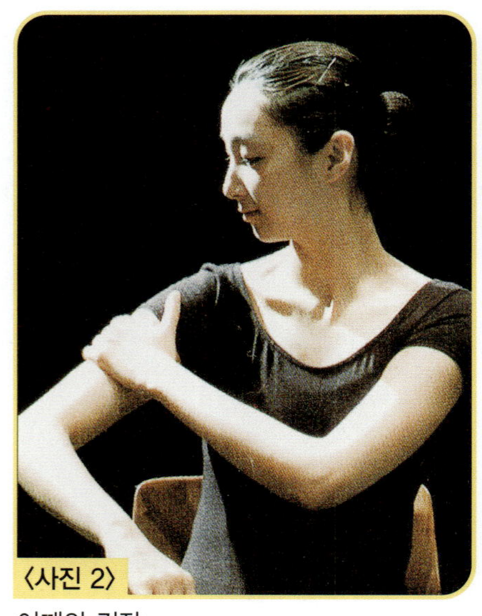

어깨의 긴장

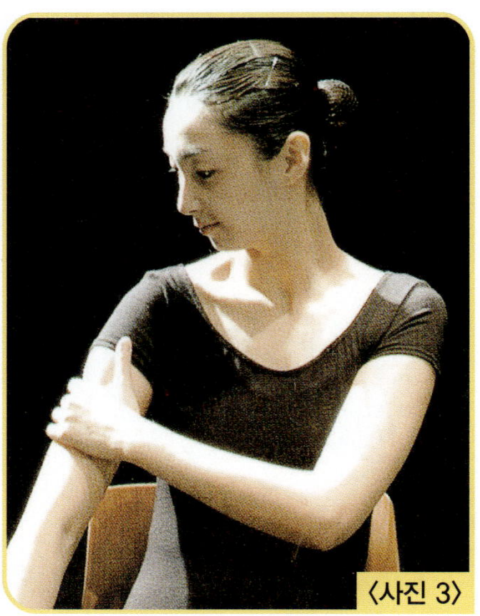

어깨의 이완

그 다음 이완 시에는 느낌이 어떻게 다른가를 인지하라. 즉 근육이 부드럽다거나 순간적으로 자극되는 느낌을 인지할 수 있을 것이다. 이번에는 실제적인 팔의 움직임 없이 팔을 들어올릴 준비를 하라. 그러면 또 다른 근긴장을 느낄 수 있을 것이다. 이러한 현상이 동작을 선택하고 준비할 때 나타나는 일종의 수축 현상이다.

긴장을 풀고 다시 이완감을 느껴라. 여러분은 근긴장이 부드러워지고 이완되었을 때 어깨가 내려가고 더 이상 근육이 단단하지 않음을 감지할 수 있을 것이다.

●●● 손의 긴장감

한 손으로 다른 손의 손목을 잡아보자. 손에 핏기가 없어질 때까지 꽉 잡아라. 잡혀 있는 손으로 잡는 손의 힘을 느껴라. 그리고 긴장을 이완시키며 그 차이를 느껴라. 잡고 있는 손의 손가락을 깃털처럼 가볍게 하고 잡혀 있는 손에 힘을 집중하자.

하루 일과 중 여러분이 손을 꽉 잡을 때 긴장을 인지할 수 있도록 노력하라. 또한 다른 사람이 손을 잡을 때도 그 힘을 인지하라.

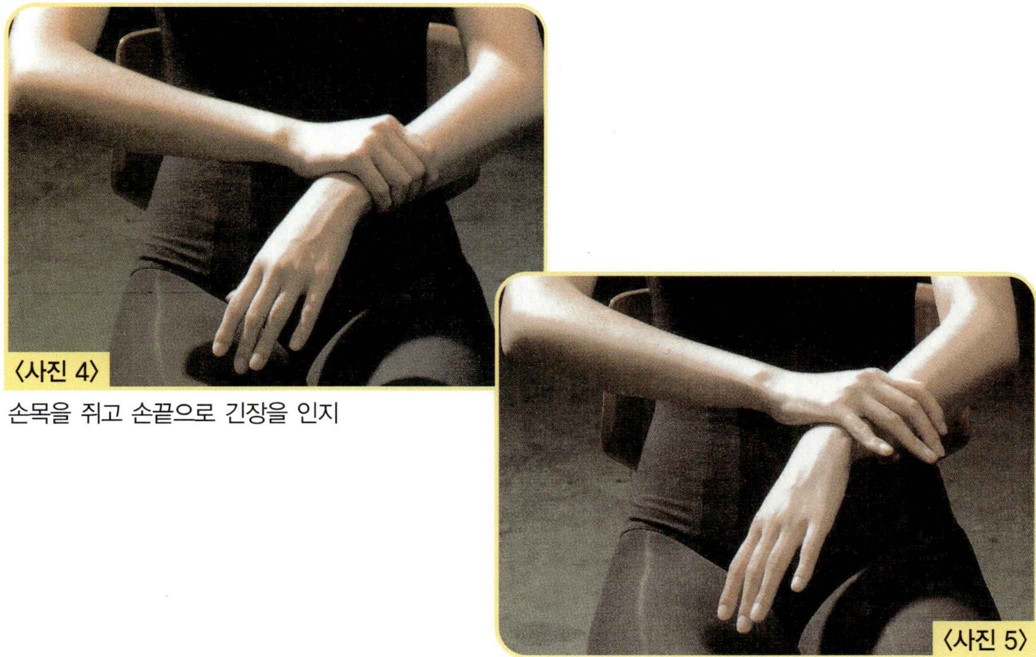

〈사진 4〉
손목을 쥐고 손끝으로 긴장을 인지

〈사진 5〉
손끝의 이완 인지

43

●●● 목의 근긴장

마치 고양이나 강아지의 목을 잡는 것처럼 목의 뒷부분에 있는 근육을 손으로 눌러
보면서 긴장감을 느껴라. 만일 누르는 것을 멈춘다면 손목은 쉽게 근긴장을 느낄 수
있을 것이다.

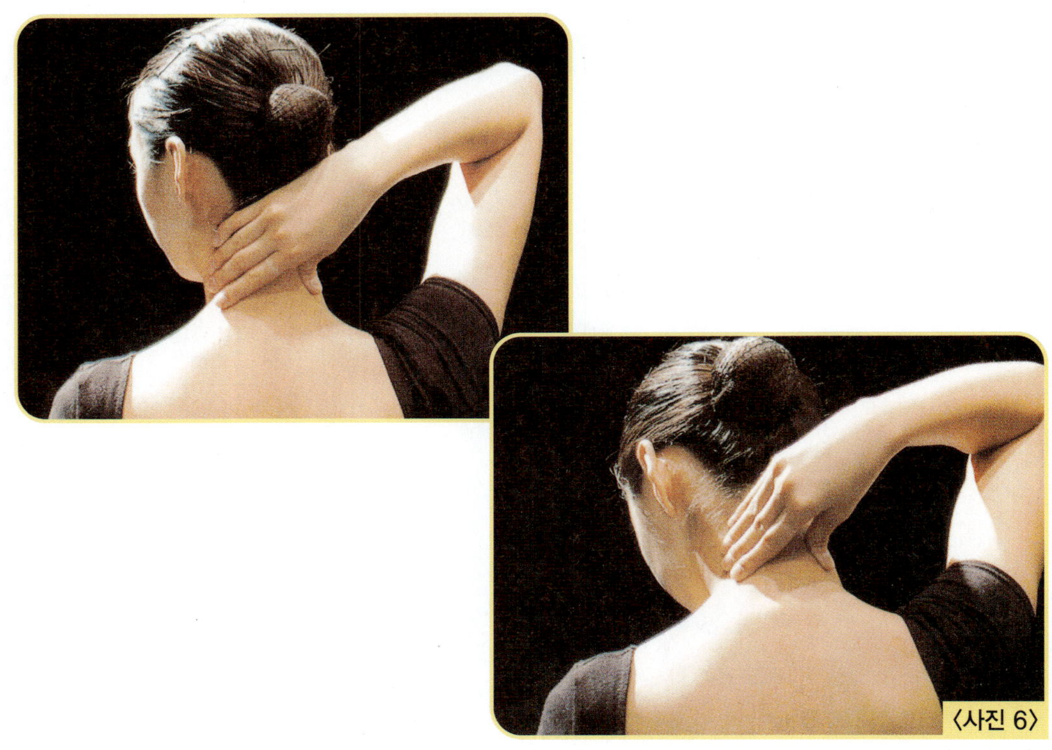

목의 긴장과 이완

●●● 둘이서 실시하는 이완 테스트

상대방의 이완 정도를 테스트하여 상대가 이완감을 느끼는 데 도움을 줄 수 있다.
상대방이 팔의 이완 정도를 스스로 평가할 수 있도록 도움을 주는 것으로, 가볍게 손
을 들어올렸다 놓았을 때 손이 힘없이 아래로 떨어지는 상태를 통해서 이완 정도를
알 수 있게 하는 것이다.

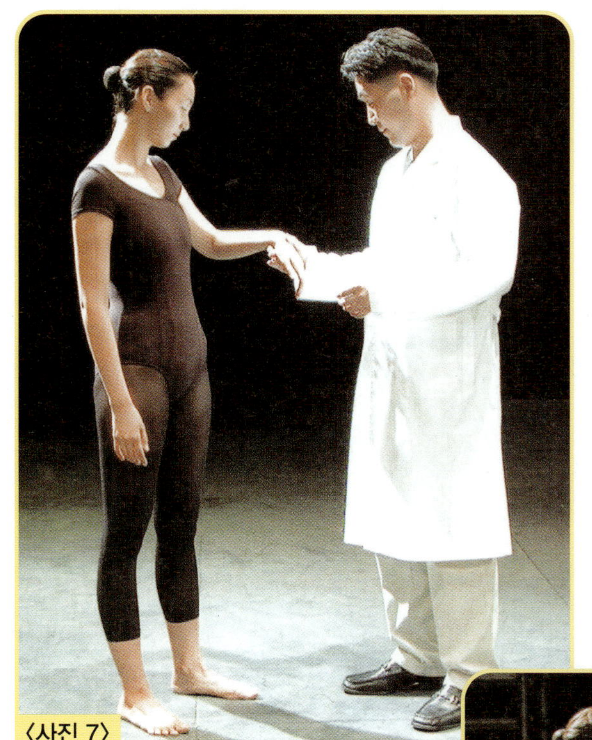

〈사진 7〉

손에 힘이 들어 있는 상태

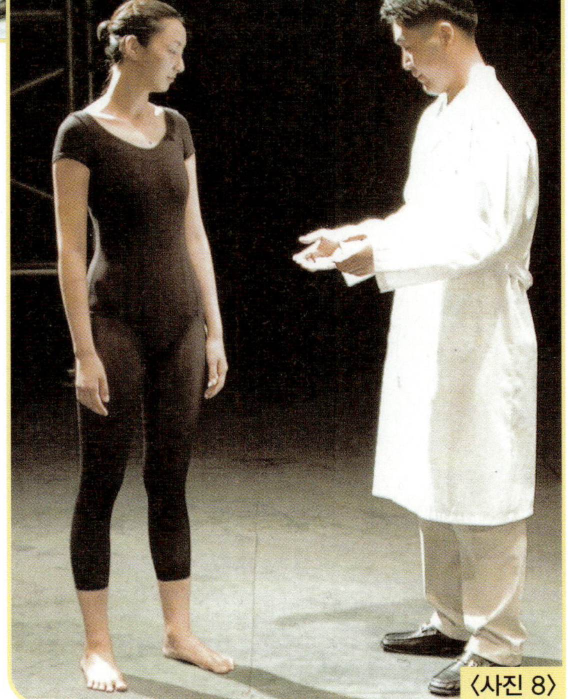

〈사진 8〉

이완된 상태

　　누워서도 이완 정도를 평가할 수 있다. 누워 있는 상대방의 머리 위에 무릎을 구부리고 앉는다. 손으로 상대의 머리 뒷부분을 가볍게 들어올렸다가 가볍게 놓는 동작을 반복해서 실시하라. 만약 상대가 이완되어 있다면 상대의 목을 들어올리는 데 힘이 들지 않을 테지만, 상대의 목이 긴장되어 있다면 목을 들어올리는 데 상당한 힘이 필요할 것이다.

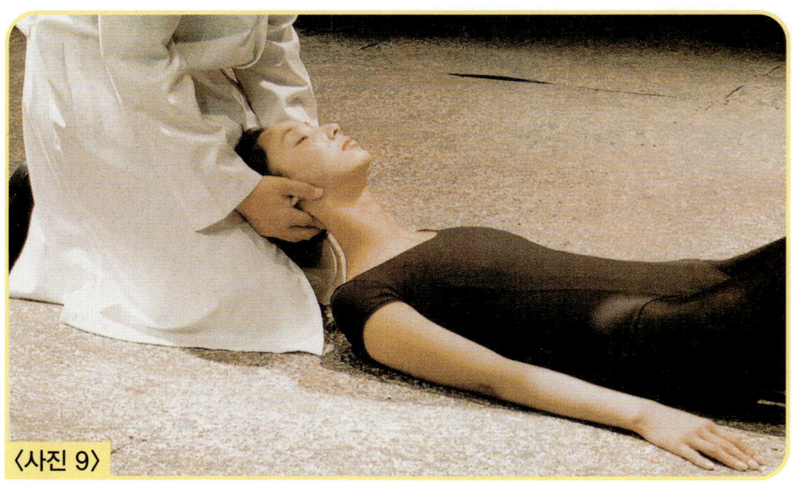

〈사진 9〉
목이 긴장된 상태

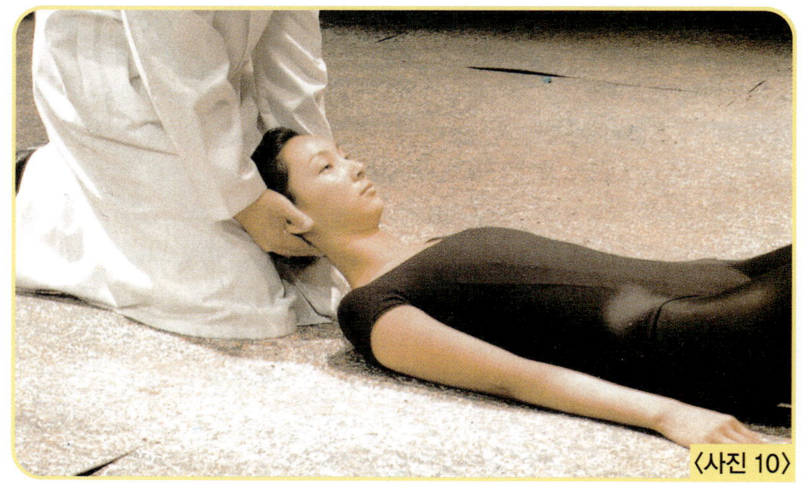

〈사진 10〉
목이 이완된 상태

긴장을 인지할 수 있는 또 다른 방법은 다른 사람의 동작을 관찰하는 것이다. 구기 운동선수, 골퍼, 체조선수, 음악가 심지어 자동차를 운전하는 사람도 관찰하라. 그리고 동작의 긴장과 이완 단계에 주목하라.

쉽고 유연한 동작은 근육이 수축을 요구할 때 불필요한 근수축을 하지 않으면서 나타나는데, 근육이 긴장된 사람들에게서는 어깨, 목, 발목의 긴장과 굳은 상태를 관찰할 수 있을 것이다. 어떤 사람들은 잠을 잘 때도 근의 긴장 정도가 남아 있기도 한다.

●●● 근의 수축과 이완을 위한 학습

이것은 미국의 제이콥슨Jacobson에 의해서 최초로 제시된 방법으로『점진적 이완법』이라는 저서에 기술되어 있다. 이 방법에 관해서는 많은 임상 심리학자, 물리치료사 및 이완법 지도자들이 관심을 갖고 있다.

이것은 신체의 근육을 돌아가면서 단계적으로 강하게 수축한 뒤 이완시키는 방법이다. 이 방법은 신체의 모든 부분에 적용할 수 있는데, 많은 시간을 통해 학습하고 연습이 이뤄져야 한다.

강한 근수축은 분명 많은 사람들에게 긴장과 이완에 대한 차이를 인식할 수 있도록 도움을 주지만, 약간의 불안 정도가 있는 그러한 긴장을 제거하기는 어려우며 실제적으로 실시 후에 더욱 긴장할 수도 있다.

대부분의 사람들은 근육이 굴신 동작을 포함하는 행동으로 스트레스에 반응한다. 어깨를 둥글게 구부린다든지 발목을 위쪽으로 굽히는 자세를 예로 들 수 있다. 그러나 개인에 따라 차이가 있어 특정적인 공포에 적응하지 못한 사람은 깜짝 놀랄 때 자세가 굴신 동작으로 반응하지만 저항하지는 못하며, 그들은 굳어지고 뻣뻣해진다.

치과의사들은 무서워하는 환자들이 가끔 주먹을 꽉 쥐는 대신 오히려 손가락을 쭉 편다고 말한다. 그러나 이러한 행동적 표현 방법이 유일한 이완법이 아님을 인식해야 한다. 다른 사람들이 이용하는 방법을 활용할 수도 있으며, 똑같이 이완이 된다고 하더라도 다른 많은 방법이 있다.

●●● 바이오피드백에 의한 근긴장 조절

생체 내에는 수많은 조절계control system가 있어 자체적으로 생체 기능을 조절하는데 대부분 음성 되먹이negative feedback 기전에 의존하고 있다. 예를 들어 혈압이 지나치게 높거나 낮아지면 이 정보가 체내에 혈압 조절계에 피드백되먹이 되어 정상 수준으로 혈압이 하강하거나 상승하게 된다. 평상시 인체의 근긴장도나 근육의 길이는 골지건기관Golgi tendon organ과 근방추muscle spindle에 의해 각각 반사적으로 조절되고 있다.

원래 피드백이란 전자 공학에서 쓰는 용어이다. 바이오피드백 시스템biofeedback system은 생체의 특정 기능에 관한 정보를 청각적 또는 시각적 신호로 바꾸어 실험 대상자에게 다시 전달하는 장치이다.

예를 들어, 대상자의 근긴장도가 지나치게 높아져 있으면 수의적인 노력에 의해 근긴장도를 낮추어야 한다. 기능을 수의적으로 조절하는 방법에는 호흡 조절, 운동, 명상 등이 있는데 이는 학습을 통해 익혀야 한다. 바이오피드백 장치는 그 자체가 근이완법은 아니고 근이완을 유도하는 보조물이다.

일반적으로 근긴장도에 관한 청각적 정보는 근전음electromyophone을 이용하여 얻을 수 있다.

경쟁 스트레스 조절을 위한 바이오피드백

바이오피드백 분야의 선구자인 엘머 그린Elmer Green은 "올림픽 참가 선수들이 몸을 이완시키는 방법을 학습함으로써 경기력을 향상시킬 수 있는 것은 아니지만, 긴장 후 몸의 이완은 어떤 운동에서든지 성공적 운동 수행을 위해서 필요한 것이다.

만약 선수가 너무 긴장한다면 몸을 이완시키기 힘들며 이러한 선수를 가리켜 '심리적 불안정' 상태에 있다고 할 수 있다. 일류 선수와 그 외 선수와의 가장 큰 차이는 의지에 따라 스트레스의 영향을 조절할 수 있는 능력에 있다."고 서술한 바 있다.

그린Green의 말은 바이오피드백의 이용에 관한 일반적이고 상식적인 견해를 제시한 것이지만, 스포츠계에서의 바이오피드백 및 스트레스 조절 분야의 연구에 매우 유용한 것이다.

일부 선수들이 운동을 통해 경쟁할 때, 같은 기술적 수준을 갖고도 실패하는 이유 중 분명한 한 가지 이유는 바로 스트레스 때문이다.

일상생활에서 실업에 대한 공포, 재정적 불안감, 실패의 공포, 방사물 및 오염에 대한 공포 등이 스트레스의 주요 원인이며 이러한 스트레스에 대한 반응은 사람에 따라 다르다고 한다. 어떤 사람은 이러한 스트레스를 조절할 수 있는 반면, 또 다른 사람은 그렇게 하지 못한다. 스트레스를 조절하지 못하는 사람은 셀리에Selye가 말한 부정적 스트레스distress를 경험하며 여러 가지 스트레스적 불균형에 빠지기 쉽다. 이런 사람들은 스포츠 경기를 할 때도 극한 상황, 즉 고공 점프, 자동차 레이스, 스키 점프와 같은 극도의 스트레스 상황에 직면하게 된다.

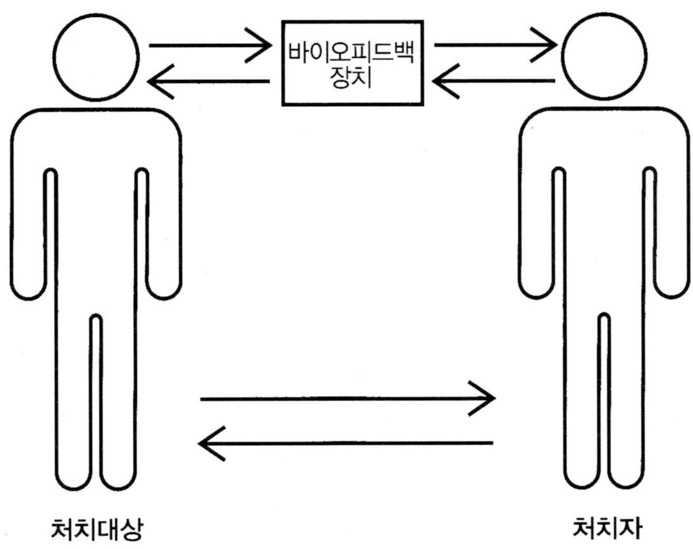

〈그림 3〉 바이오피드백 시스템의 작용

각 개인은 경쟁, 즉 승리와 패배에 대한 스트레스를 경험할 뿐만 아니라 치명적 부상에 의한 죽음에 대한 공포 등도 경험한다.

선수들은 올림픽을 위시한 큰 대회의 출전권 획득 및 승리를 쟁취하는 과정에서 겪는 고난, 2부 리그로 트레이드 되거나 좌천될 가능성에 대한 압박, 승리와 패배에 대한 강박 관념, 그 외의 많은 심리적 스트레스원을 경험하게 된다.

따라서 선수는 감정적 스트레스원학문적 경쟁, 사랑하던 사람의 죽음, 근무 상황의 변화, 전학 등과 함께 트레이닝에 의한 생리적 스트레스원을 조절할 수 있는 방법을 배워야 한다. 스트레스 혹은 실패의 극복은 선수가 이러한 스트레스를 극복할 수 있는 방법을 어떻게 훈련받았는지에 달렸다고 할 수 있다.

선수들이 경쟁적 스트레스를 경험할 때 운동 수행에는 어떠한 변화가 일어나는가? 대체적으로 보면 선수들의 생리적 각성 수준이 상승하고 심박수와 호흡의 증가, 동공 팽창, 아드레날린 분비 증가 및 근 혈류량 증가 등의 반응이 나타난다. 이러한 반응은 바로 초기 단계의 도전-회피fight-flight 반응이며, 모든 경우에 있어서 이러한 각성적 반응은 훌륭한 운동 수행을 위해서 필요한 조건이다.

그러나 각성 수준이 지나치면 운동 수행에 적절치 못하며, 특별한 수행 동작을 위해서는 복잡한 사고 과정과 동작 형태가 요구된다. 생리적 각성 수준이 너무 과할 때는 마음의 평온, 집중 및 신체 조절 능력이 정상적으로 지속될 수 없다.

예를 들어, 하키 선수의 과도한 각성 수준은 심박수, 호흡률, 피로가 수반되는 산소 소비율을 조기에 높일 것이다. 또한 과도한 각성 수준은 심한 근긴장을 야기하여 정상적으로 기술화된 신경근의 협동작용에 지장을 초래할 것이다.

인간의 운동 수행 능력에 영향을 미치는 또 다른 심리적 요인은 불안anxiety이다. 나이드퍼Nideffer는 불안을 스트레스에 관련된 생리적 변수로 정리했다. 우리는 특성 불안을 어느 정도는 갖고 있다. 하지만 특수한 경쟁 불안은 상황 또는 상태 불안, 즉 억압감, 혼란, 전율 등을 야기하며 중요한 집중력이나 기술적인 신경근 활동을 방해할 것이다.

스트레스를 보다 효과적으로 조절할 수 있는 학습 방법과 기술들이 다양하게 발전되고 있다. 점진적 이완 훈련, 자율 훈련, 단계적 감감화減感化, 명상, 이완 반응, 최면, 시각적-운동행위 시연, 인지-행위 수정 등이 그 예다. 우리는 이러한 훈련, 즉 스트레스 치료가 모두 자아 통제를 강조하는 것에 유의해야 한다. 바로 자기 자신의 사고, 근육, 심박수, 적당한 반응 등을 스스로 조절할 수 있어야 한다는 것이다.

최근 가장 널리 보급된 방법은 바이오피드백biofeedback, BF이다. 바이오피드백이란 심박수, 근긴장 또는 광범위한 생리적 변수에 관한 정보시각적 또는 음성적를 생리적 기자재를 통해서 대상자에게 되맥이feedback하는 방법이다.

바이오피드백이 경쟁 스트레스를 조절하는 데 매우 유용한 방법이라고 여러 해 전에 제시되었는데, 최근 들어 이를 적극적으로 실용화하고 있다.

●●● 개념 및 역사

바이오피드백이란 각 개인이 생리학적 변수variables나 동작을 적절하게 조절하기 위하여 감각적 기계 장치를 이용하여 생체 정보를 다시 각 생체개인에 피드백feedback, 되맥이하는 기술이다. 이러한 기능은 불수의적 자율신경계나 수의적 중추신경계의 조절에 따른다.

바이오피드백의 원리는 학습 조작에 그 기초를 두고 있는 바, 행위의 변화는 긍정적 또는 부정적 강화에 대한 반응에 의해 나타난다.

사실 옛날부터 유명한 학습 이론가들은손다이크Thorndike의 추이-오류 학습, 홀Hall의 도구학습, 스키너Skinner의 조작적 조건이론 피드백을 그들의 학습 이론의 척도로서 생각하여 왔다. 이러한 사실은 피드백의 개념이나 학습이 어떻게 이루어지는지를 이해하는 데 매우 중요하다.

피드백의 원리를 심박수, 뇌파, 피부 반응, 피부 온도 등과 같은 소위 불수의적 또는 잠재의식적, 생리적 활동에 적용하면 우리는 이들 생체 기능을 조절할 수 있는 법을 학습할 수 있다. 예를 들어 대상자의 심박수를 조절하고자 한다면 심박수에 관한 정보를 시각적 형태인 빛이나 TV 화면 혹은 청각적 형태소리의 빈도와 강도로 대상자에게 송환하면 된다. 실험대상자가 이러한 학습을 여러 번 시도한 후에는 심박수를 수의적으로 조절할 수 있게 될 것이다.

오늘날의 바이오피드백의 발견은 근전도 연구, 뇌파 연구, 조작적 조건 연구의 종합적 결과에 의해 이뤄진 것이라 한다.

바이오피드백 분야에 있어서 가장 최초로 연구를 시작한 사람은 〈사이언스Science〉지에 논문을 게재한 닐 밀러Neal Miller일 것이다. 록펠러Rockefeller 대학의 밀러Miller는 그의 동료들과 쥐를 대상으로 한 일련의 조작적 조건실험을 통하여 동물들이 불수의적 내장의 반응HR, 혈압, 신장기능 등을 조절할 수 있음을 증명하였다. 이러한 연구는 자율신경계가 고유적 작용이나 파블로프의 조건설에 의해서 조절되어진다는 이론을 증명한 것이다.

당시 밀러Miller는 그의 조작적 조건설에 관한 연구에 몰두하였는데 또 다른 두 연구소는 심리학 분야에서 오늘날의 바이오피드백 개념 설정에 도움이 되는 연구를 실시하고 있었다.

캔자스 주에 있는 메닝거Menninger 연구소의 엘머Elmer와 앨리스 그린Alyce Green은 불안 상태에 있는 대상들이 피부에 부착된 열전도계로부터 얻어진 피부 온도를 조절함으로써 손가락에 흐르는 혈류의 양을 조절할 수 있음을 증명하였다. 이러한 연구는 점차적으로 혈류량의 의식적인 조절이 가능하며 선수들을 위해 코치들이 경쟁 전 불안을 조절할 수 있다는 사실을 증명한 것이다.

콜로라도Colorado 대학의 토마스 버진스키Thomas Budzynski와 요한 스토이바Johann Stoyva는 사람이 특정한 근육의 긴장 조절을 위해 이러한 피드백 기전을 활용할 수 있음을 시사하였으며, 또한 긴장성 두통을 경험한 환자를 대상으로 이러한 가설을 실험하였다. 연구자들은 먼저 EMG 피드백 기구를 개발하고 그 뒤 실험 대상자들이 전두근의 긴장을 감소하는 방법을 익히게 했을 때, 그들의 두통이 해소되었을 뿐만 아니라 신체의 다른 근육 부분에서도 일반적인 긴장 이완 현상을 확인할 수 있었다고 보고하였다.

바이오피드백의 이론적 및 응용적 형태의 연구 결과들은 심리학, 생리학, 교육학, 의학 및 치과학 분야의 대표적 학술지에 주로 발표되었다. 미국 바이오피드백연합회The

Biofeedback Society of America와 바이오피드백 진료회The Society of Biofeedback Clinicians
의 두 학술단체가 조직되었고, 그들은 자체적으로 『Biofeedback』, 『Self-Regulation』
및 『American Journal of Clinical Biofeedback』과 같은 저널을 발간하였다.

그 후 많은 바이오피드백 모델들이 개발되어 이용되고 있는데, 가장 광범위하게 연구되고 적용되는 모델들로 근피드백muscle feedback, 열피드백thermal feedback, 전기피부자극 바이오피드백electrodermal biofeedback, 심혈관계 바이오피드백cardiovascular biofeedback, 뇌전위 전기자극 피드백electroencephalographic feedback을 꼽을 수 있다.

근피드백muscle feedback은 근육의 활동을 감지하고 이완 훈련, 감감화desensitization, 減感化, 두통 압박, 그리고 근회복 운동 등에 기본적으로 이용되어 왔다.

열피드백thermal feedback은 피부 주위의 온도를 감지하여 이완 훈련, 편두통migraine headaches 및 혈관계 이상 반응의 조절에 이용되어 왔다.

전기피부자극 바이오피드백electrodermal biofeedback은 근이완 훈련, 치료 효과의 판정 및 체계적 감각 훈련을 위해 이용되어 왔다. 피드백에 관련된 정보는 피부 여러 곳에 부착된 전기 활동 측정에 의해 얻어진다. 현재에는 전기 자극 시 피부 활동을 측정하는 방법에 따라 전기적 피부반응galvanic skin response : GSR, 피부전도반응skin conductance response : SCR, 피부전도수준skin conductance reunductance level : SCL, 피부저항수준skin resistance level : SRL 및 피부전위반응skin potential response : SPR 검사 등으로 부른다.

심혈관계 바이오피드백cardiovascular biofeedback의 경우, 학자들에 의해 비교적 간단한 측정기전기적, 기계적 장치 및 체적기록계 등가 혈류와 심박수에 관한 피드백 장치에 이용되어 왔다. 연구가들은 대상들이 심박수를 임의대로 증가 혹은 감소시킬 수 있음을 증명하였으며, 오늘날 심박수 바이오피드백은 심장관상동맥증 치료를 위한 연구에 활용되고 있다.

뇌전위 전기자극피드백electroencephalographic feedback은 뇌파의 변동을 기록한다. 이완 훈련을 위해 이용되지만 근전도EMG나 열피드백과 비교하면 비효율적이라고 할 수 있다. 졸도 치료에도 이용되고 있다.

미국 바이오피드백협회 학습조사단에서는 1978년 바이오피드백이 운동 분야에 응용될 수 있는지를 확인하기 위해 연구를 시도한 바 있다. 조사단은 세 영역에서 바이오피드백을 연구하였다.

첫째, 선수가 일반적 또는 특정 불안을 조절하는 데 필요한 기술 개발, 둘째, 근 상해 후 회복 기능 유무 확인, 셋째, 선수들의 고난도의 운동 수행력 향상에 근피드백 정보제공이 유용한지 여부 등을 연구하였다. 조사단은 그들의 연구가 독창성은 다소 결여되지만, 상당한 정보를 갖고 있는 하나의 촉진적 연구였다고 발표하였다.

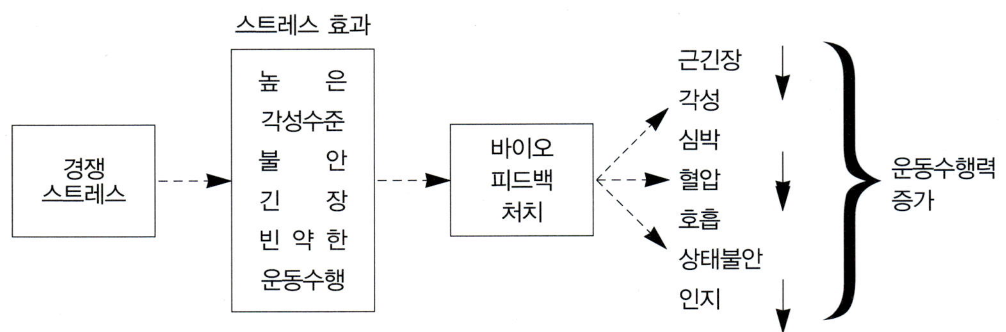

〈그림 4〉 바이오피드백 처치에 따른 운동 수행의 효과

경쟁 스트레스를 조절하기 위한 BF 이용은 주로 정신의학 분야에서 활동하는 많은 연구가들이 수집한 증거에 기초를 둔 것이다. 위의 그림은 경쟁 스트레스의 결과와 BF의 주입 효과를 가정하여 묘사한 것이다.

BF 주입에 따른 운동 수행의 효과를 조사한 연구는 모두 그림에 제시된 모델을 기초로 하였다. 이들 연구 중 몇 종은 운동 수행력의 측정을 위해 실험 상황, 즉 안정도 검사기를 이용하였으며 다른 연구는 체조, 양궁, 싱크로나이즈드 스위밍, 농구 그리고 미식축구를 이용하였다.

일찍이 티그Teague는 체계적 감감법減感法과 EMG BF를 활용하여 상태 불안을 감소시키고, 안정계 위에서 균형성을 증가시키기 위해 안정도 검사기를 이용한 바 있다.

그는 EMG 피드백 훈련이 근긴장에 의한 일반적 운동 수행의 약화를 감소시키며 균형성 향상에 도움이 된다고 하였다.

최근에 프렌치French는 원판추적기 실험의 수행과 학습에서의 EMG BF의 효과를 관찰한 결과, 안정도 검사에서처럼 실험대상자는 근긴장의 감소와 의미 있는 수행력의 향상을 보였다고 보고하였다.

또한 블레이스Blais는 운동 수행력균형성과 스포츠 경쟁 불안 변인에 대한 전두근의 EMG BF의 효과를 조사하였는데, EMG 그룹에서 근긴장의 의미 있는 감소를 관찰할 수 있었으며, 이러한 긴장 감소는 휴식 상황에서 경쟁 시 상황으로 전이될 수 있다고 시사하였다.

1976년 나이드퍼Nideffer가 환자를 대상으로 BF의 임상적 활용 결과를 보고했지만 운동선수들을 대상으로 한 최초의 임상적 BF 연구는 보스턴Boston 대학의 도시Dorsey에 의해 이루어졌다.

이 연구를 통해 체계적 감감화減感化와 더불어 전두근 EMG BF는 대학 체조선수들의 상태 불안을 감소시키며 수행 능력을 향상시킬 수 있다는 사실이 확인되었다.

일찍이 벤츠Wenz와 스트롱Strong도 BF와 EMG를 이용하여 8명의 선수주로 육상트랙과 싱크로나이즈드 스위밍 선수를 대상으로 연구를 실시했다. 이들 심리학자들은 제이콥슨Jacobson의 이완 훈련, 자율성 훈련 및 상상 훈련과 BF를 이용하여 선수들에게 불안 조절법을 지도하였는데, 선수들이 스스로 자신감을 갖게 될 때 '자아조정력'도 향상되며 운동 수행력도 증가되는 것을 볼 수 있었다고 한다.

최근에는 드 위트De Witt가 인지훈련과 BF 훈련 프로그램이 선수의 경쟁 스트레스 반응을 감소시키고 수행력을 향상시킬 수 있는지에 대한 두 편의 논문을 발표하였다. 그는 첫 번째 연구에서 6명의 대상자 중 4명이 코치의 평가에 따라 개인의 수행 능력이 향상됨을 확인할 수 있었으며, 또한 두 번째 연구에서는 선수 중 11명이 모두 훈련 후 EMG와 HR에 있어서 의미 있는 감소를 보였다고 보고하였다.

바이오피드백은 자아통제학습을 고양시키는 도구이며 점진적 이완 훈련, 자율 훈련, 명상, 시각적 상상 훈련 그리고 체계적 감감 훈련 등과 같은 일반 요법이나 임상적 요법을 병행할 때 매우 효과적이라 사료된다.

다음은 경쟁 스트레스를 극복하기 위한 학습에 참가하기를 원하는 선수들에게 이용할 수 있는 1단계 훈련 과정에 관한 설명이다.

●●● 바이오피드백의 훈련 과정

우선 선수들의 참가는 코치의 추천과 훈련 프로그램에 참가하기를 원하는 선수들에의해서 이뤄져야 하며 코치는 BF와 스트레스 조절 기술을 충분히 이해하고 있어야 한다. BF 훈련에 앞서 임상적 면담과 평가를 실시해야 하는데, 임상적 면담에서는 선수의 경력, 각성 수준, 단기 및 장기적 목적, 동기 유발, 인지 방법의 이용, 코치와 선수와의 관계 등을 물어봐야 한다.

평가를 위해 이용되는 표준화된 검사는 내성형과 주의력검사Test of Attentional and Interpersonal Style, 상태-특성 불안검사State-Trait Anxiety Inventory, 스포츠 경쟁 불안검사 Sport Competition Anxiety Test 등이다. 코치와 선수들에 의한 이러한 정보는 각 개인의 훈련 계획을 구성하는 데 이용된다.

실험적으로 BF 훈련의 첫 단계가 진행되는 동안 전두근 긴장EMG, 피부 온도열전도계, 피부전위SPR 또는 땀의 반응 등을 측정하고 이들 기본 자료를 종합한 뒤 선수들은 경쟁 스트레스의 조절과 이완 훈련을 실시하는 데 유용한 BF와 자아 통제에 관한 정보를 받는다.

자아 통제의 기본은 적당한 심상이라는 것을 가정하는 것이다. 이것은 주로 올림픽에서 장대높이뛰기의 기록을 경신하려는 선수나 혈류를 조절하고자 하는 우울증 환자를 위해 실시된다.

선수들은 특별한 기준까지 근활동을 감소시키고, 피부 온도를 높이고, SPR 활동을 감소시키기 위해 어떠한 방법시도와 오류으로든 피드백을 이용해야 한다.

이완 훈련 테이프는 이완 지도에 유용한 것을 사용한다. 이러한 테이프는 제이콥슨 Jacobson 기술과 자율 훈련을 통합한 것이다.

또한 호흡 훈련도 선수에게 가르친다. 호흡 양상은 깊게 지속하지만 심하게는 하지 않으며 흡입과 호기는 일정한 비율로 실시한다.

몸의 이완 시 선수에게 경쟁 종목에 대한 적극적인 상상을 하도록 강조한다.

그리고 이완 훈련을 실시하는 훈련실안식처을 선수들에게 제공한다. 기본적으로 그들이 이완 상태의 모습을 마음속으로 그리며 실험실에서 효과적으로 이완할 수 있는 방법을 이용하도록 요구한다. 모든 선수들은 심리적 훈련의 일정을 지킨다.

바른 자세로 스트레스를 없애자

일상생활에서 우리가 가장 빈번히 고통을 받는 근육통은 요통이다. 허리는 뼈, 근육, 건과 디스크로 구성되어 있으며 중력에 대해 상당한 지탱력을 갖고 있다. 보다 효율적으로 중력을 지탱하기 위해 척추는 S자형을 취하고 있는데, 목과 허리 끝 부분이 앞으로 향해 있다. 이러한 위치에서 척추는 엄청난 중력 스트레스에 저항하며 매일의 생활을 유지해 가고 있는 것이다.

●●● 바른 자세란 어떤 것인가?

한 사람에게 바른 자세는 누구에게나 좋을 것이라고 생각하기 쉬우나 자세는 사람과 동작에 따라 다르기 때문에 이것은 잘못된 생각이다. 어떤 자세든 오랫동안 지속되면 근이 과긴장을 하게 되며 불편함을 느끼게 된다. 만약 그러한 자세가 습관이 되면 근은 쉽게 이완될 수 없다.

자세는 가끔 감정적 상태를 나타내는데 이로 인해 우리는 사업에 실패한 사람의 자세와 군인의 자세를 쉽게 구별할 수 있다. 학교 어린이에 대한 자세를 파악하기 위한 연구에 따르면 학교 교장이 엄격하고 공격적이면 어린이들도 그들의 선생님들처럼 교장을 피하는 자세를 취하게 된다고 한다. 학교장이 근엄하고 조심성이 많으면 학생들은 항상 그의 뒤에 숨어 다닌다.

이러한 감정적 표현 자세가 습관이 되면 주변사람들에게 좋지 않은 기분을 전해줄 뿐만 아니라 일부 근육들은 한정된 범위에서 계속해서 작용되기 때문에 더욱 발달하여 강해지지만, 그 외 근군은 약해지고 길어지게 된다. 이러한 현상은 점차적으로 구조적 변화와 기능 장애를 일으켜 때로는 치료가 불가능할 수도 있으며 또한 불균형적인 신전 등은 척추에도 악영향을 미친다.

세면을 하는 것과 같은 간단한 동작도 장기간 지속하면 신체가 마비되는 통증을 느낄 수 있다. 따라서 피로를 느끼기도 전에 일을 중단하게 되며 약간의 신전伸展 운동과 같은 동작을 요구하게 된다.

일부 테니스 선수들은 계속적인 연습으로 인해 한쪽 어깨가 다른 쪽보다 높아진다. 만약 오른쪽으로 라켓 운동을 계속하면 왼쪽 어깨가 오른쪽 어깨보다 높을 것이다. 또한 어린 학생들이 너무 무거운 가방을 메고 다니면 정상적인 신체적 발육이 저해될 뿐만 아니라 척추가 앞으로 휘는 전만증과 뒤로 휘는 후만증이 초래된다.

이와 같이 편중적 자세로 몇 년 동안 계속해서 운동을 한다면 선수들은 인생의 말년에 통증과 척추만곡증으로 고생하게 될 것이다. 선수가 이러한 불균형적 근긴장을 예방할 수 있는 방법은 처음부터 바른 동작으로 운동을 시작하는 것이다.

여러분의 직업이 오래 앉아서 업무를 수행하는 것이라면 의자를 잘 선택하는 것이 무엇보다 중요하다.

좋은 의자는 신체 균형에 유리하지만 모두 다 똑같이 등의 곡선 지지에 좋은 것은 아니다. 여러분의 발은 쉽게 바닥에 닿을 수 있어야 되며, 또한 의자 모서리 중 특히 무릎 뒤에 닿는 부분은 부드러운 것으로 만들어져야 한다. 의자의 높이도 일할 때 어깨가 너무 세워지거나 굽어질 정도가 되어서는 안 된다.

앨런Alan은 『요통으로부터의 회복The back-relief from pain』이라는 그의 저서에서 허리에 대한 중요한 주의사항을 제시하면서 운동 기능을 통해 근육의 수축과 이완이 조화롭게 이뤄질 수 있다고 주장하였다. 또한 근긴장의 이완을 위해서 신체 활동을 강조하며 일을 하는 동안에도 가끔씩 휴식을 취하며 목과 어깨 운동을 실시하라고 했는데, 이러한 운동의 대부분은 누구나 쉽게 행할 수 있는 것들이다.

●●● 머리와 목의 자세

머리가 비뚤어지면 목의 불규칙한 곡선 때문에 통증이 나타나며 심지어는 일을 할수 없게 된다. 여러분이 허리를 뒤로 기댄 채 비뚤게 앉아 있다면 여러분의 목은 앞을보기 위해서 전방으로 내밀어져야 할 것이다. 또는 허리가 높이 올라간 상태로 앉아있다면 머리는 역시 앞을 보기 위해서 무리하게 세워야 한다.

머리의 위치와 각도는 자세에 큰 영향을 미치므로 목의 위치를 똑바로 교정함으로써 문제가 생긴 척추를 아주 편안하고 효과적으로 교정할 수 있다. 미국의 윌프레드 발로우Wilfed Barlow 박사는 목의 올바른 자세의 유지가 근활동에 매우 중요하다는 사실을 연구를 통해 증명하였다.

●●● 머리 자세 검사

여러분의 머리의 무게는 대개 5~6kg이다. 보통 목의 근육들이 수축과 이완을 하는동안 머리는 계속적으로 움직인다. 그러나 목 근육이 한쪽으로만 이러한 무게를 지탱하게 된다면 분명 문제가 발생한다는 사실을 알아야 한다. 편두통migraine 해소를 위한근이완 강습에 참가하는 사람들은 강사들이 어깨나 목 부분에 있는 통증의 위치를 정확하게 지적할 때 놀라지 않을 수 없다. 대체로 그러한 환자들은 머리를 무의식적으로기울이고 다른 한쪽의 근육을 과도하게 이용하기 때문에 편두통을 앓게 된다.

우리는 거울 앞에서 머리를 똑바로 세워봄으로써 척추와 머리가 올바른 위치에 있는지를 쉽게 알 수 있다. 다른 사람에게 당신의 머리를 잡게 한 다음 똑바로 머리를 움직여 보는 것도 좋은 방법이다.

만약 여러분이 계속해서 머리를 한쪽으로만 기울인다면 이러한 습관을 고칠 수 있도록 도와줄 사람이 필요하다. 이 책의 후반부에 제시된 머리와 목의 이완 운동은 긴장과 통증을 해소하는 데 도움이 될 것이다.

또한 운전할 때 여러분의 허리는 가장 적당하게 지지되고 머리는 바른 자세로 유지된다고 할 수 있다. 적당한 신체 활동은 근이완에 커다란 도움을 주므로 되도록 같은자세로 계속 있지 말고 움직이도록 노력해야 한다.

6장
스트레스 해소를 위한 이완법 연습

근육을 이용하는 운동 특히 수영, 테니스 및 골프 등의 종목에서 새로운 기술을 학습하려고 할 때 세 가지 유념해야 할 기본적인 사항이 있다.

첫째 동기, 즉 실제로 학습에 대한 욕구를 가져야 된다. 둘째 각 종목에 포함된 기본적 이론을 이해하고 여러분이 성취할 수 있는 어떤 목표를 가져야 된다. 셋째는 실패와 성공을 바탕으로 한 빈번한 연습과 학습이 필요하다는 것이다.

이완법을 실시하는 경우에도 이와 비슷한 요령이 필요하다. 먼저 약물 복용이나 다른 사람의 도움 없이 정신적 신체적 건강을 위해 근긴장 이완을 꼭 성취해야 한다는 적극적 욕구를 가져야 한다. 그런 다음, 실시하고자 하는 방법을 이해하기 위해서는 이완법을 어떻게 실시하며 왜 실시하는가에 대한 약간의 지식이 필요하다.

이것은 특히 이완법의 효과에 대해서 의심을 갖는 자많은 사람들은 처음엔 대부분 그렇다에게는 특히 필요하다. 목적한 바를 이룰 수 있는 합리적인 수행 방법에 대해 생각하는 것은 매우 중요하다.

그러고는 수영이나 사이클링 같이 단계적이고 규칙적인 연습을 수행해야 한다. 이는 여러분 생활의 한 부분이 될 것이며 그 효과에 대해서도 더 이상 의심하지 않게 될 것이다. 또한 여러분은 연습이 매우 즐겁다는 확신과 믿음을 갖게 될 것이나 때로는 이완 학습을 수행하면서도 '이완은 나에게 어떠한 도움을 주는가?' 라는 생각이 들 수도 있다.

많은 연구들이 이러한 효과를 검증하는 증거를 제시한 바 있는데, 분명한 것은 이완은 이러한 효과를 유발하는 데 방해가 되는 스트레스를 경감할 수 있다는 것이다. 또한 피로를 회복시키고, 장기간의 근긴장에 의한 통증을 치료할 수 있으며 고통을 인내할 수 있도록 도움을 줄 것이다.

그리고 이완은 대인 관계를 더욱 원만하게 유지할 수 있도록 하여 행복감을 느끼게 하며 편안한 수면을 취할 수 있도록 한다. 또한 이완법은 의학적 또는 외과 수술에서 직접 요구되는 치료의 한 요인이 아니라 치료 후 회복기에 큰 영향을 준다.

연습 시기와 방법

이완법을 학습하거나 연습하기 위해서는 시간을 별도로 만들어야 한다. 제2차 세계 대전 중에서도 처칠 수상은 항상 이완 운동으로 시간을 보냈으며 에디슨은 수면 시간을 줄여가면서까지 이완 운동을 실시하였다고 한다. 또한 어떤 사람들은 자기도 모르는 채 이완 운동을 무의식적으로 하고 있다. 예를 들면 기지개를 켠다든지 타자를 치다가 고개를 좌우로 흔들어본다든지 글을 쓰다가 팔을 쭉 뻗어보는 행동들이 그러하다.

직장인들은 점심식사 후 모두 함께 이완 운동을 실시하는데 근긴장 회복을 위해 다른 사람의 어깨를 서로 마사지하기도 한다. 수녀들은 기도와 명상 전에 몸의 이완을 위해 시간을 할애하고, 가정주부는 일을 끝마친 아침 중반 10분 정도 시간을 할애하여 이완 운동을 한다.

약속 장소를 방문하는 도중 차 안에서 이완 훈련을 실시하는 사람들도 있다. 모두가 바쁜 와중에 짬짬이 시간을 내어 이완 운동을 하고 있다. 이완 운동을 하는 데 많은 시간이 소요되는 것은 아니며 이완을 위해서는 반드시 누워야 할 필요도 없다. 버스 안이나 사무실 의자에 앉아서나 혹은 서서 할 수 있다.

일부 사업가들은 이완된다는 것을 두려워하는데, 이는 정신적 이완이 사업상의 손실이나 의욕 상실을 초래할까 봐 우려하기 때문이다. 하지만 이런 우려와는 달리 실제적으로는 일에 더욱 의욕이 생기고 그들의 건강을 위해 최소의 경비를 사용하여 최대의 효과를 얻을 수 있게 된다.

대부분의 남편들은 아내가 이완되었을 때 투덜거리는데, 이는 깨끗한 집안보다도 이완된 아내의 마음이 더욱 중요한 것임을 알지 못하는 것이다.

여러분이 이완에 관한 연습을 실시할 때는 천천히 실시해야 한다. 이완은 쉬운 것이다. 여러분의 긴장은 습관화될 수 있다. 때문에 하던 일을 잠시 멈추는 것도 쉽지 않을 것이다. 그러므로 단 몇 주 정도 실시한 후 효과가 나타날 거라고 기대해서는 안 된다.

가능하면 누군가와 함께 실시하라. 함께하는 방법은 더욱 재미있고 그 자체가 긴장을 푸는 즐거움이 될 수 있다. 파트너는 여러분이 근을 이완시키고 긴장시킬 수 있도록 도움을 줄 것이며 하루 종일 이완 운동을 생각하게 할 것이다.

또한 여러분이 갖고 있는 이완에 대한 자료와 카세트를 부가적으로 이용하여 학습한다면 더욱 많은 도움을 받을 수 있게 된다.

적당한 수면을 취하되 연습할 때는 잠을 자지 않는 습관을 길러라. 어떤 사람들은 어디서든지 쉽게 잠에 빠질 수 있기 때문에 특별한 이완 훈련이 필요 없다고 말하지만, 수면 중에도 근긴장이 남아 있기 때문에 잠을 자고 난 뒤에 무기력감을 느끼게 된다. 그러니 이완 훈련을 끝마치고 난 뒤의 수면이 훨씬 편안한 휴식임을 잊지 마라.

신체적 이완의 필요성

우리는 강력한 권력을 쥐고 있는 사람은 잠시라도 마음을 놓을 수 없을 거라고 생각한다. 그들은 생활 방법이 변화되었음에도 불구하고 과중한 업무량과 막중한 책임감 때문에 엄청난 스트레스를 받게 된다.

우리가 어떤 생활 형태를 선택하는가 하는 것은 매우 중요하다. 왜냐하면 태도나 행동은 좀처럼 변하지 않기 때문이다. 대부분의 지식은 이완에 도움이 안 될 것이지만 신체적 기술로서 학습된 이완은 매우 쉽고 숙달될 수 있으며 어떠한 변화를 제공한다.

우리가 이완에 의한 기쁨을 느끼고 있는 동안에는 학습 시에도 높은 수준의 아드레날린이나 기타 스트레스 호르몬의 계속적인 분비 현상이 사라진다. 여러분은 스트레스 상황이 아닌 생활 패턴에 적응하기 시작하는 것이다.

한 대기업의 사장은 여가를 즐길 수 없는 비능력, 가족생활의 와해 등으로 스트레스에 시달리다가 이완법 연습을 실시했는데, 그 후 몇 달 뒤 그의 생활이 의욕적으로 변화되기 시작했다고 한다. 이완 운동을 실시하기 전에는 의사, 동료 및 가족들의 격려와 충고가 아무 소용이 없었다. 그는 처음으로 한동안이라도 자유스럽게 생활하는 기쁨과 생각에 적응하기 시작하자 강도를 높여 이완 훈련에 박차를 가했는데, 그 결과 스트레스로부터 완전히 해방될 수 있었다고 한다.

옛날에는 피로가 만병의 원인이라고 했지만 지금은 스트레스가 암의 유발 원인이라는 얘기를 흔히 들을 수 있다.

7장
호흡 운동으로 해소되는 스트레스

대부분의 이완 훈련에는 호흡 조절 방법이 개입된다. 호흡 조절법 중에는 수행하기가 매우 복잡한 것도 있고, 어떤 사람에게는 불필요하고 이상한 것도 있다. 또한 불쾌감에 의해 야기되는 혈류 속의 과도한 알칼리화를 조절하기 위한 호흡법도 있다.

어떤 사람들은 과호흡을 실시하는데 이러한 것은 이미 오래 전부터 활용해 온 것이다. 구토, 경악뿐만 아니라 갑자기 화를 낼 때 우리의 호흡에 변화가 일어나는데 이러한 반응은 사람에 따라 차이가 있다.

헐떡거림, 호흡의 멈춤 또는 노동할 때의 호흡 등은 모두가 무의식적 습관에 의한 호흡 반응이다. 일반적으로 이러한 갑작스러운 호흡의 변화는 현기증, 전율, 졸도 등과 같은 증상을 유발할 수 있으며 머리와 손의 무감각, 시각적 혼란 등도 초래할 수 있다.

영국 캠브리지Cambridge 대학의 럼Lum 박사는 기술적으로 소위 과호흡법이라 불리는 방법을 이용하여 질환의 발생을 줄일 수 있다고 하였다. 이러한 결과는 한겨울에 창문을 열고 서서 깊은 호흡을 하는 것은 모든 질병의 발생 원인이라는 생각과는 대조적이다.

불안에 관련된 호흡의 종류는 주로 가슴 윗부분을 이용하는 흉식 호흡이다. 이런 호흡 시에는 목덜미가 눈에 띄게 위아래로 움직이며 호흡의 빈도도 빨라진다. 반대로 배의 아랫부분을 움직여 쉬는 복식 호흡은 일반적으로 이완과 과호흡 증상을 회복하는 데 도움이 된다.

생명을 유지하기 위해서 인체의 모든 조직은 산소를 필요로 하는데 소비되는 양만큼 지속적인 산소 공급이 요구된다. 이것은 피의 순환에 의해서 이루어지며 폐는 가스를 교환하는 일을 한다.

일반적으로 호흡의 빈도와 깊이가 불규칙해지는 것은 산소 결핍뿐만 아니라 혈액 내의 이산화탄소 축적 때문이다. 이러한 작용은 뇌간에 있는 호흡중추에 의해 이루어지며 매우 빠르게 일어난다. 과호흡에 의한 과도한 이산화탄소의 배출은 호흡중추의 흥분 저하 등 많은 부작용을 유발한다.

호흡에 관한 불안감을 갖고 있는 사람들은 일반적으로 창문을 열고 하는 호흡이 분명 신체에 좋은 영향을 미치나, 창문을 닫아놓은 경우에는 부적스트레스를 유발한다고 생각하면서 숨을 헐떡거리게 된다. 그들이 필요로 하는 것은 산소 섭취의 증가가 아니라 축적된 이산화탄소의 배출인 것이다.

만약 여러분이 이러한 문제를 안고 있다면 근긴장 이완이야말로 여러분의 근심을 떨쳐버리는 데 도움이 될 것이다. 조용하고 천천히 실시하는 호흡은 비정상적 증상들을 제거해줄 것이다.

호흡, 근긴장과 이완

호흡과 이완은 깊은 관계가 있다. 다음 방법대로 실시해보라.

여러분이 할 수 있는 만큼 모든 근육을 긴장시킨 후 그대로 유지하다가 이완시켜보라. 여러분은 아마도 근을 긴장시킨 동안 호흡이 멈추어지며 이완이 될 때까지 호흡 멈춤이 계속되는 것을 느낄 것이다. 이렇듯 호흡과 이완은 서로 밀접한 관계가 있으며 여러분이 연습할 때마다 이용할 수 있는 것이다너무 빠른 재긴장은 필요하지 않다.

또한 여러분은 복부근육이 불안할 때나 걱정될 때마다 수축된다는 사실을 알아야한다. 복부근의 이완과 함께 조용한 호흡이 이완 운동을 유지하는 것이다.

가슴 윗부분에 한 손을 놓고 다른 손은 복부 위에 올려놓아라. 먼저 숨을 내쉬고 편안하게 들이마셔라. 정상적인 호흡이 시작되면 복부가 올라갈 것이다. 만약 가슴이 움직인다면 호흡 방법이 잘못된 것이다.

이러한 동작을 여러 번 지속하여 가슴은 적게 복부는 크게 움직이는 호흡 운동을 할 수 있도록 노력해보라. 나중엔 여러분의 등도 호흡에 관여하고 갈비뼈 아랫부분까지 움직이는 것을 알 수 있을 것이다. 풍선에서 바람이 천천히 빠지는 것처럼 가볍게 호흡을 하며 모든 공기를 내쉰 후 잠시 동안은 몸이 원하는 만큼의 공기를 들이마셔라.

연습 시 이완과 호기를 조화시켜라. 2~3번의 이러한 조용한 호흡은 이완 연습 초기에는 충분한 것이다. 깊은 호흡을 해보면 여러분은 신체가 비교적 적은 양의 산소를 필요로 하며 또한 적은 양의 이산화탄소는 호흡을 짧고 천천히 그리고 부드럽게 한다는 사실을 알 수 있을 것이다. 누워서 연습하는 것이 더욱 쉽다.

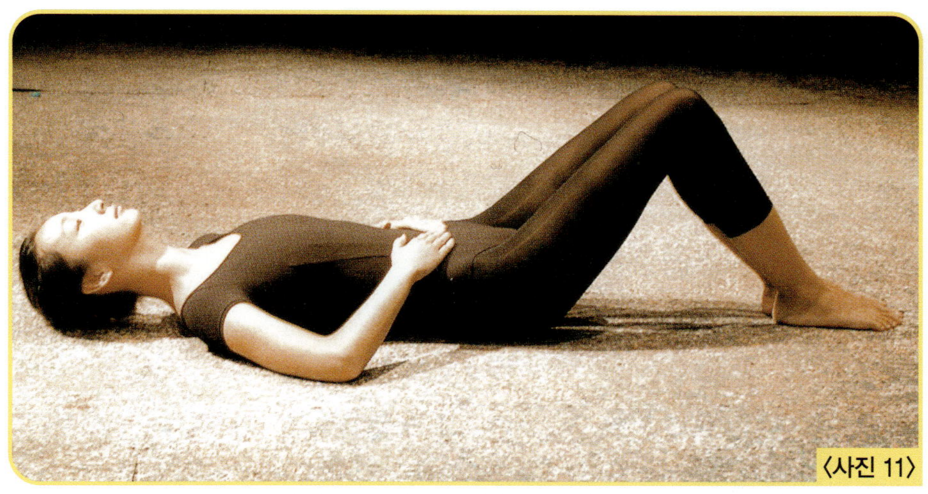

숨을 들이마시며 손은 복부에 올려놓고 다리를 자연스럽게 굽힌다

폐 기능 향상

폐의 기능을 증가시키기 위해서는 신체 활동에 맞춰 적당량의 산소를 섭취할 수 있도록 규칙적으로 호흡 운동을 실시하는 것이 중요하다. 호흡에 의한 산소 흡입량은 신체적 요구량과 관계가 있으며 의식적인 호흡 조정은 필요치 않다.

호흡중추는 자동적으로 호흡 운동을 조절함으로써 생체가 요구하는 만큼의 산소를 공급할 수 있다. 사실 이완을 위한 호흡은 또 다른 문제인 것이다.

일상생활에서의 호흡 조절

어려운 상황에 직면했을 때 조용한 호흡을 실시하라. 예를 들어 취직을 위한 또는 까다로운 상사와의 면접을 보는 경우, 면접이 시작되기 전 천천히 2~3회의 심호흡을 실시해보라. 대중 연설을 할 경우에도 이러한 방법을 이용하지 않으면 긴장하여 떠는 경향이 있다. 경험이 많은 연설자라 할지라도 연설을 시작하기 전 마음을 진정시키기 위해서 기술적인 호흡 기법을 이용한다. 대부분의 가수와 배우들은 훈련의 한 방법으로 횡격막 호흡법diaphragmatic breathing을 배운다.

말다툼 후에 마음을 진정시키기 위해 호흡 이완을 실시해보라. 신체활동만으로 그러한 느낌을 떨쳐버리려고 하지 마라.

만약 여러분이 주사를 맞아야 한다면 바늘이 꽂힐 때 이완과 함께 천천히 호흡을 내쉼으로써 근심과 불안한 마음을 떨쳐버릴 수 있을 것이다. 기쁨의 눈물은 가끔 긴장을 완화시키는 데 도움을 주지만 성미에 맞지 않는 일을 할 때 쉽게 눈물을 흘리는 사람이라면 차라리 심호흡을 하고 어려움이 압박하는 느낌이 드는 동안 호흡을 잠시 멈추는 것이 좋을 것이다.

이러한 호흡은 단지 이완에 도움이 되는 것으로 이용된다는 사실과 신체가 요구하는 공기와는 상관이 없음을 인지해야 한다. 그러나 그러한 호흡은 조마조마한 마음을 진정시키는 데 도움을 주며 공포적인 호흡의 빈도를 감소시키고 공포적인 호흡이 주는 불쾌감도 줄어들게 한다.

불안성 호흡

적지 않은 사람들, 특히 만성적 불안에 있는 사람들은 호흡에 대한 어떤 주의가 오히려 호흡을 혼란하게 하여 불안을 증가시킨다고 믿는다. 여러분도 그렇게 느낀다면 잠시 호흡법에 대한 생각을 떨쳐버리고 이완법을 학습한 뒤에 다시 실시하라.

긴장할 때 이완호흡을 실시하면서 평소보다 더욱 많은 양의 공기를 들이키지 말고 최대한 천천히 호흡을 내쉬어라. 그리고 자연스럽게 숨을 들이쉬어라.

호흡, 요가와 명상

호흡 조절은 수천 년 동안 동양의 종교적 한 형태인 명상적 방법에 이용되어 왔다. 불교적 명상은 장기간 동안 호흡의 내적 집중을 도모한다. 이것은 교리탐구에 있어서 분산된 사고를 떨쳐버리는 데 도움을 준다.

대부분의 요가 체계는 호흡 조정을 포함하며 더욱 발달된 기술은 매우 복잡하여 현대인에게는 생소하다. 동양인들이 오랫동안 그리고 개인적으로 실시해 왔던 동양적 방법을 서구화된 생활을 하는 현대인이 이용하기에는 적당하지 않다. 일상생활에서 이완의 목적을 위한 복잡한 호흡 방법의 이용은 적당하지 않다.

그러나 하타Hatha 요가는 현대인에게도 쉽게 적용할 수 있다. 여기에는 신체적 건강이 주요 관심사이며 조정된 호흡과 이완법이 병행되는 다양한 자세 연습이 포함되어 있다. 이러한 자세들은 의심할 바 없이 유연성과 신체의 조절력을 향상시킨다. 집중이 요구되는 특수한 호흡법은 가끔 정상적 이완에 의해서 가능해진다.

근이완 운동으로 해소되는 스트레스

먼저 많은 운동을 실시해본 뒤 여러분에게 맞는 운동을 선택해야 한다. 이때 근의 이완을 이해하는 정도에 따라 도움을 받는 정도도 달라진다. 오랫동안 군인으로 복무하여 온 어떤 청년은 서 있는 자세에서는 이완을 할 수 없다고 했는데 이유는 모든 훈련을 반대 순서로 받아 왔기 때문이다. 그는 마루에 누워서는 그의 팔을 이완시킬 수 있었으며 이완에 대한 이해 정도도 매우 커졌다.

또한 이완을 위해 몇 가지 다른 방법을 시도해 온 한 주부는 손을 흔드는 운동이 가장 효과적으로 근이완을 할 수 있는 방법임을 알았다고 한다. 그녀는 근이완 연습을 위해 부엌을 개조하기까지 했으며 특히 누운 자세에서 완전한 근이완을 할 수 있었다.

이들처럼 여러분도 가장 효과가 있는 방법을 발견하라. 그리고 한동안 계속해서 연습을 실시하라.

본 장에서는 서 있는 자세에서부터 앉아 있는 자세, 누운 자세에서의 이완 방법에 관해 설명하고자 한다. 또한 보조자가 도와줄 때 더욱 도움이 되는 마사지에 대해서도 언급할 것이다. 완전한 깊은 이완은 여러분이 모든 신체 부분을 이완하는 법을 배운 뒤에야 가능할 것이다.

서서 하는 이완 운동

●●● 신전 운동

이완하기 전에 좋은 신전 운동을 실시하라. 고양이가 온몸을 신전시키거나 잠자기 전 하품을 하는 장면을 관찰해보라. 여러분이 할 수 있는 대로 신전 운동을 반복 실시하라.

이완이 느껴지면 하품을 하고 한쪽 팔을 신전시킨 뒤 팔을 내리고 이완한 후 다시 양손으로 동시에 해보라.

●●● 팔의 이완

팔을 내려뜨리고 이완시킨 뒤 가볍게 흔들어보라. 그리고 양발은 움직이지 않도록 바닥에 놓아두어라. 이러한 모든 운동은 음악과 함께 실시하면 더욱 즐겁고 효과가 있을 것이다.

●●● 팔 운동

흔드는 동작을 위한 가장 좋은 기본자세는 말을 타는 것처럼 다리를 벌리고 서는 것이다사진 15. 이때 허리를 약간 앞으로 굽히고 팔은 몸에 매달린 것처럼 축 늘어뜨려라. 그리고 팔을 조금씩 흔들어라. 조금씩 몸을 세우면서 완전히 몸이 설 때까지 계속하라.

보조자는 이완이 되었는지를 확인하라. 팔을 올려보면 무겁게 느껴지고, 팔을 놓았을 때 팔이 즉시 밑으로 쳐진다면 팔에 힘을 뺀 상태로 혼자서도 이완 운동을 실시할 수 있다. 이렇게 이완의 정도를 테스트한다면 이완을 위한 어려움을 조금씩 해결할 수 있을 것이다.

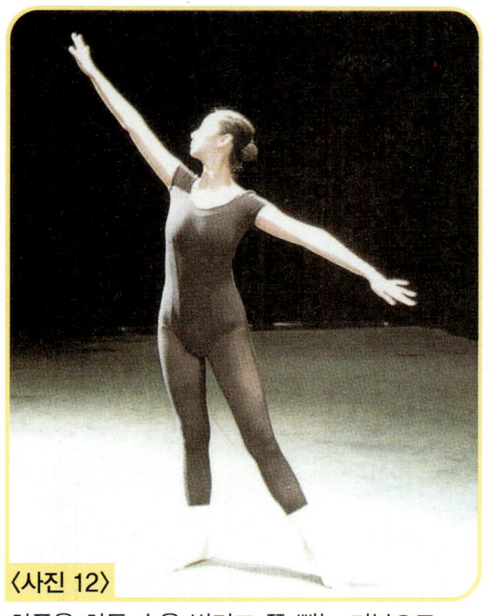

〈사진 12〉

하품을 하듯 손을 벌리고 쭉 뻗는 기분으로
신전 운동 후 이완

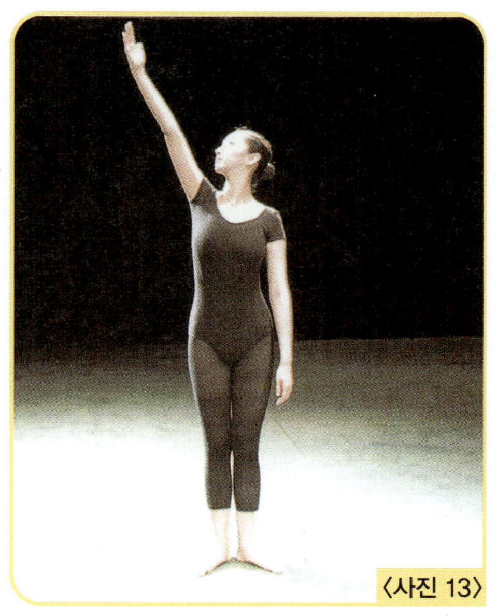

〈사진 13〉

가능한 만큼 최대한 신전 운동 후 이완

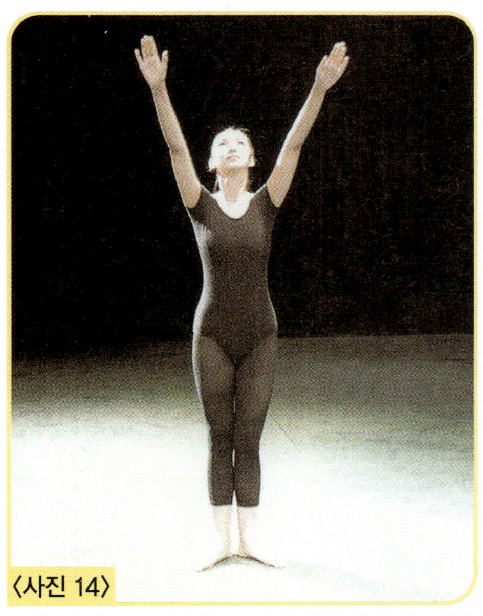

〈사진 14〉

같은 방법으로 양손을 동시에 신전 운동 후 이완

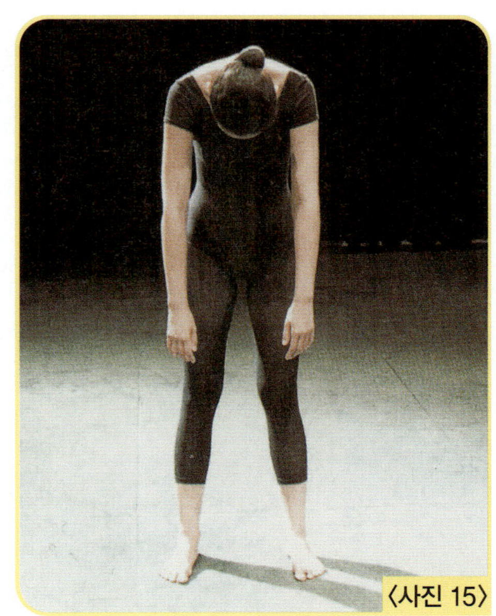

〈사진 15〉

팔 운동 자세

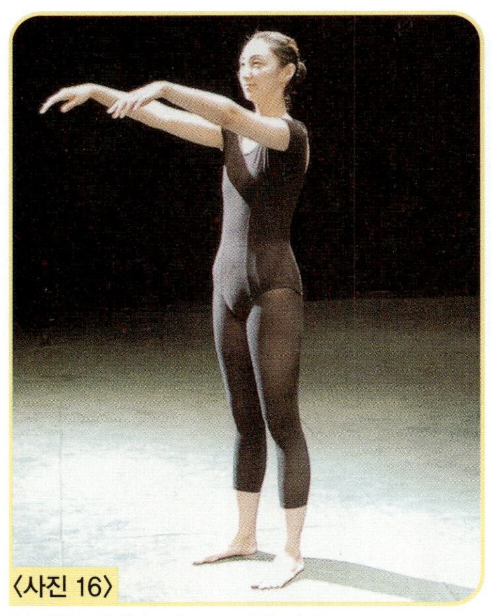

〈사진 16〉

양팔을 어깨 높이로 들어올린다

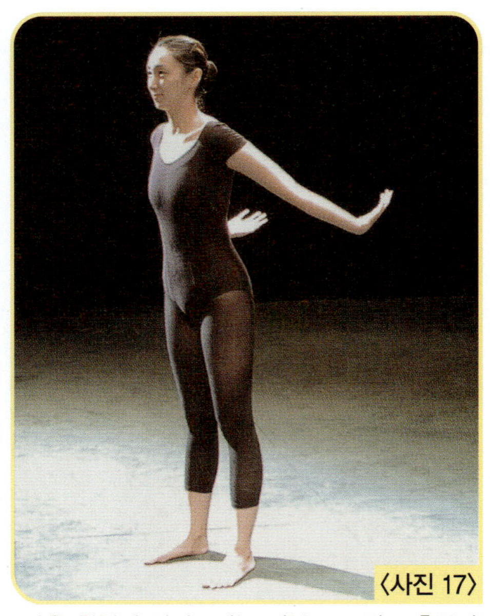

〈사진 17〉

팔을 힘없이 떨어뜨리는 기분으로 뒤로 흔든다

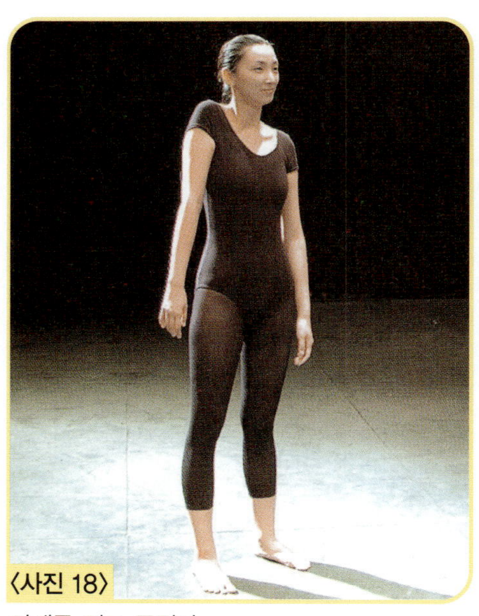

〈사진 18〉

어깨를 뒤로 돌린다

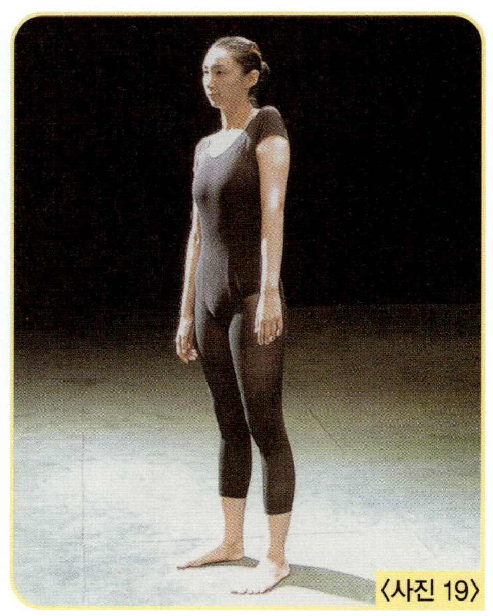

〈사진 19〉

반대로 실시한다

●●● 온몸 흔들기

수영선수들이 가끔 경기에 들어가기 전에 이완을 위해 몸을 흔드는 것처럼 해보는 것이다. 팔의 근육을 움직이기 위해 허리에서부터 어깨까지 회전 운동을 하면서 손을 흔든다. 팔은 밑을 향하여 매달려 있는 것처럼 되어야 바른 동작이다. 이러한 동작은 신체의 모든 부분을 이완하는 데 도움이 될 것이다.

●●● 팔 운동과 어깨 돌리기

팔을 앞쪽으로 어깨 높이까지 올려라. 그리고 힘을 빼고 앞뒤로 흔들어라. 팔을 이완해야 된다는 마음을 조금씩 떨쳐버리면서 할 수 있는 만큼 팔을 휘둘러라. 이때 팔을 등 쪽으로 원을 그리듯 돌려라.

이러한 동작은 어깨 관절의 유연성을 유지하는 데도 도움을 줄 것이다. 또한 양팔을 가볍게 내려뜨린 자세로 어깨를 한쪽씩 앞뒤로 가볍게 돌려보자. 그런 다음 양쪽을 같이 돌려봐라. 한결 기분이 부드러워지는 것을 느낄 수 있을 것이다.

●●● 준비 운동

선수들은 근활동이 필요할 때 상해의 위험을 피하기 위해 본격적인 운동에 들어가기 전 약간의 준비 운동을 실시한다. 열이 가해진 근육은 더욱 쉽게 반응하기 때문이다.

●●● 근육 두드리기

우리는 서울올림픽 유도 경기에서 금메달을 획득한 김재엽 선수와 이경근 선수가 시합에 들어가기 전 언제나 몸 근육을 손으로 두드리는 장면을 보았다. 그런 방법으로 신체 모든 부분의 근육을 손으로 두드려라. 이것은 근육을 강하게 하는 데 도움이 된다. 특히 허벅지와 복부에 신경을 써라.

●●● 가슴 운동

가슴 운동을 크게 하는 것은 준비 운동에 있어서 가장 큰 효과를 얻게 한다. 그러나

무릎을 구부리며 손을 바닥에 댄다
팔을 들어 크게 돌린다
가능한 한 높이 돌린다
같은 방법으로 반대 팔 실시
반대쪽으로 크게 돌린다

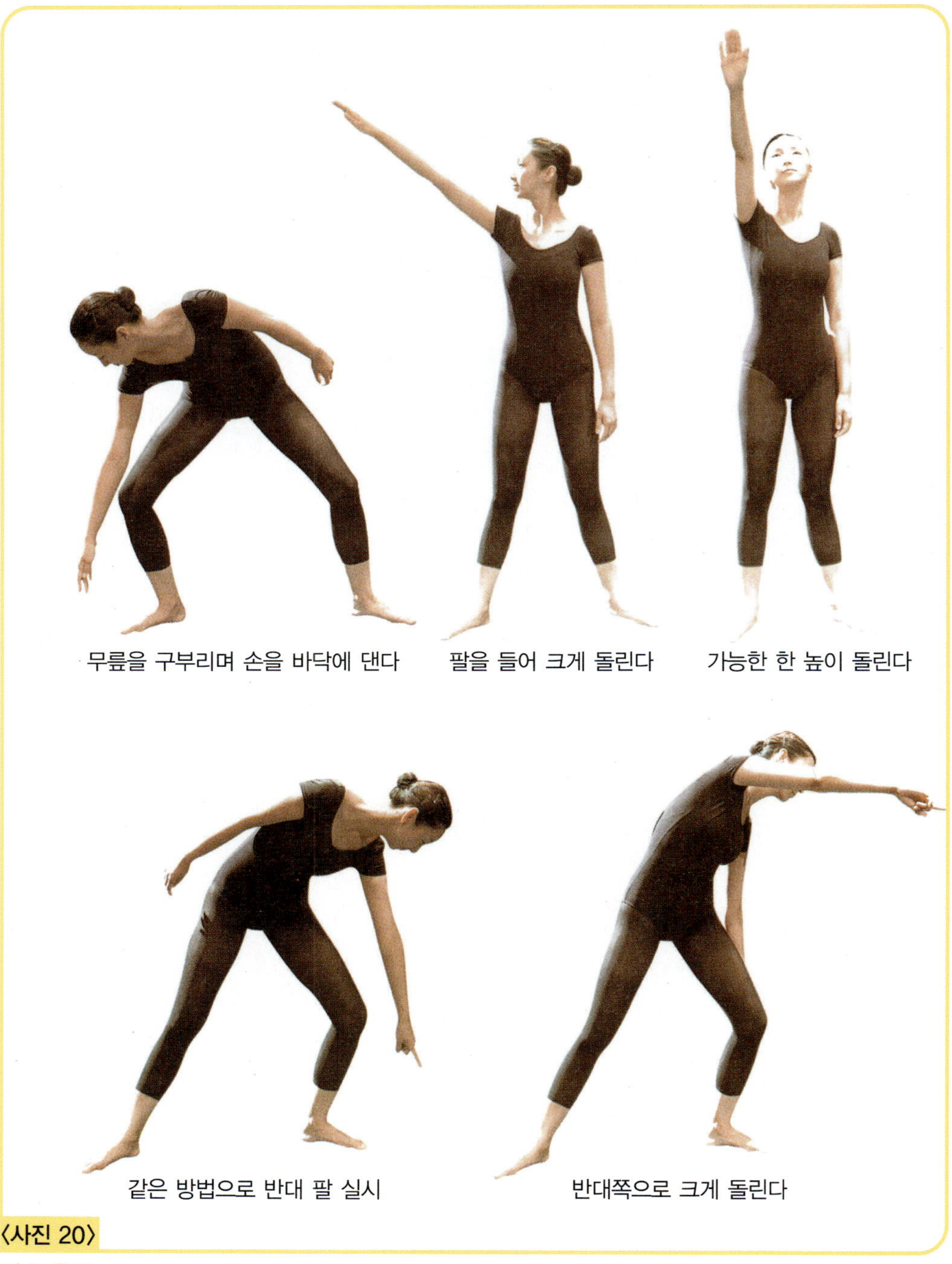

〈사진 20〉
가슴 운동

충분히 수행하게 될 때까지 팔을 돌릴 때 다리를 굽히지 않고 손을 땅에 짚는 것은 삼가라. 그러한 동작은 아무런 도움도 되지 않으며 오히려 허리에 무리를 줘 다칠 염려가 있다.

무릎을 굽히고 팔로 큰 원을 그리면서 바닥에 닿게 하라. 가능하면 가장 큰 원을 그리고, 몸을 쭉 뻗어 가슴 운동을 크게 하며 몸을 구부리면서 팔을 회전시켜라. 그리고 바닥에 손가락이 닿게 하라. 만약 공간이 작다면 팔 전체를 돌리는 대신 팔꿈치를 들어 운동을 대신할 수 있다.

●●● 몸통 흔들기

이 동작은 처음에는 쉽지 않지만 동작을 계속하면 좋은 이완감을 느끼게 될 것이다. 몸 양쪽에 팔을 가볍게 놓고 다리를 약간 벌리고 서라. 엉덩이와 어깨를 동시에 한쪽으로 돌리며 가슴을 팔과 함께 돌려라. 팔이 한쪽으로 완전히 돌아가면 다시 반대 방향으로 돌려라. 이런 식으로 부드럽게 한쪽에서 다른 쪽으로 돌리면서 운동을 실시한다.

팔이 저절로 공중에 떠서 돌아가는 것처럼 실시하라. 속도를 조금씩 높이면서 팔이

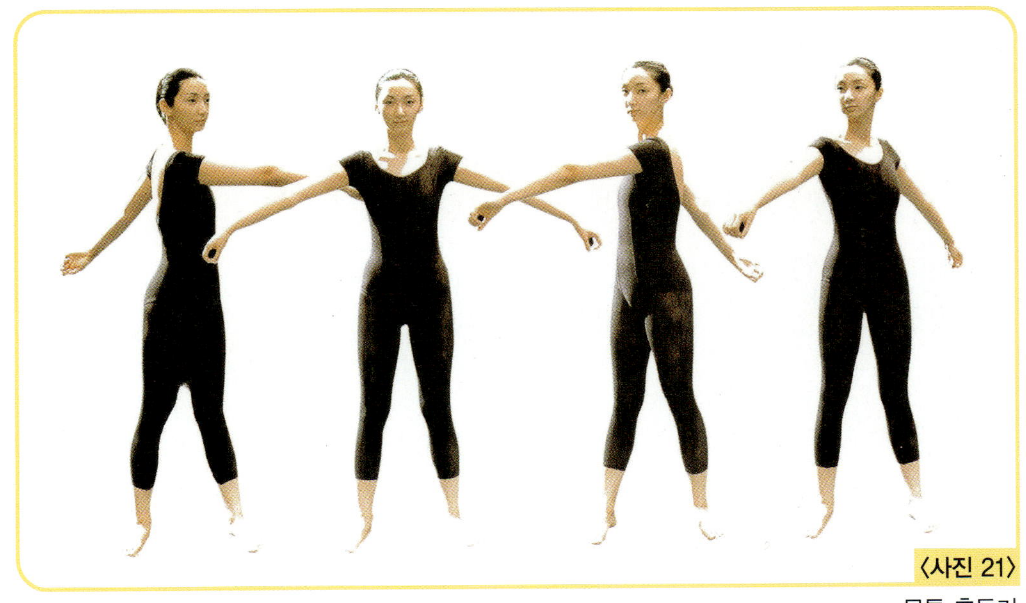

〈사진 21〉

몸통 흔들기

8장 근이완 운동으로 해소되는 스트레스

공중에 표류하는 것처럼 실시하라. 팔이 완전히 이완되면 팔이 넓게 펴질 것이다. 현기증이 나면 눈을 감거나 몸이 돌아갈 때도 머리는 정면을 보면서 실시하면 된다. 이러한 운동은 올바르게 실시되었을 때 좋은 이완감을 느끼게 해준다.

앉아서 하는 이완 운동

●●● 어깨의 이완

많은 사람들이 어깨가 긴장된 모습을 하고 있는데 이것을 두 가지로 나누어보자. 하나는 어깨를 둥글게 하는 것이며 다른 하나는 어깨가 굳은 상태로 축 처진 것이다. 때때로 어깨 근육은 하루 종일 수축된 채로 있으며 그 결과 근육이 약해지고 통증이 온다.

특히 손으로만 쇼핑백을 들고 다니는 주부들과 무거운 책가방을 들고 다니는 학생들에게 이러한 증상이 흔히 발견된다.

수축 이완 운동 어깨에 약간 힘을 주어 단단하게 하되 불안하거나 초조할 때 나타나는 정도로만 긴장시켜라. 어깨를 내리면서 긴장을 푸는 것을 잊지 마라. 그리고 더욱 더 깊게 이완시켜라. 파트너는 손을 상대방 어깨 끝에 올려놓고 조용히 있으면 가벼운 긴장 정도를 느낄 수 있다.

따라서 긴장된 상태로 계속 있으면서 통증이 오는 이유에 대해 설명하는 것이 이완에 도움이 될 것이다. 그러고 나서 어깨를 아래로 당겨라. 이것은 어깨 근육을 긴장시키는 형태이다. 그런 뒤 다시 완전히 이완시켜야 한다.

어깨 돌리기 어깨에 근긴장이 나타나도록 팔을 돌리며 회전 정도를 증가시켜라. 어깨가 아플 때마다 거의 무의식적으로 실시할 수 있다. 보조자에 의한 마사지는 어깨 근육의 긴장을 회복시키는 데 매우 효과적이다.

하루 중 어깨 근육이 긴장된 채로 있을 때가 언제인지를 살펴보라. 운전할 때, 집안

일을 할 때, 전화를 받거나 심지어는 휴식을 취할 때도 긴장은 나타날 수 있다. 여러분은 어깨가 이완될 때 더욱 우아하게 움직일 수 있으며 다른 사람에게도 더욱 편안하게 보인다는 것을 기억하라.

팔의 이완

팔을 양쪽으로 비스듬히 들어올린 채 다리는 기마자세로 벌리며 선다. 균형을 잡고 목과 어깨가 이완되어 편안하다고 느낄 때까지 기다려라. 그리고 이완된 상태에서 양팔을 아래로 내려뜨리며 몸 앞쪽에서 자연스럽게 서로 교차되게 하라. 이때 몸은 그대로 두어라.

다음에 양손을 다시 위쪽으로 몸에서 떨어져나가는 기분으로 들어올린 뒤 머리 위에서 가볍게 닿게 한다. 다시 팔을 내려 몸 앞쪽에서 교차시키는 동작을 반복한다.

모든 동작 중에서도 팔이 비스듬히 위쪽으로 날아가는 동작은 상쾌함을 느끼게 할 것이다. 어떤 동작이든 여러분이 실시하면 팔이 이완되어 즐거운 기분을 갖게 될 것이다.

다리의 이완

많은 여성들은 혼자 있거나 휴식을 취할 때도 다리를 오므리고 모은 채 있다. 이러한 상태에서의 다리 근육은 이완이 필요하다.

회사에서 고위직에 있는 간부들도 회의를 할 때 가끔 다리를 모은 채 있으며 화가 날 때는 발목을 강하게 위쪽으로 구부리기도 한다. 휴식을 취하며 앉아 있을 때 다리를 약간 벌린 채 발목을 이완시켜라.

다리와 팔을 적당히 벌린다
팔의 힘을 빼고
앞으로 교차시킨다
팔을 올려 머리 위에서
서로 닿게 한다
팔을 아래 방향으로 교차시킨다
팔을 벌리며 내린다

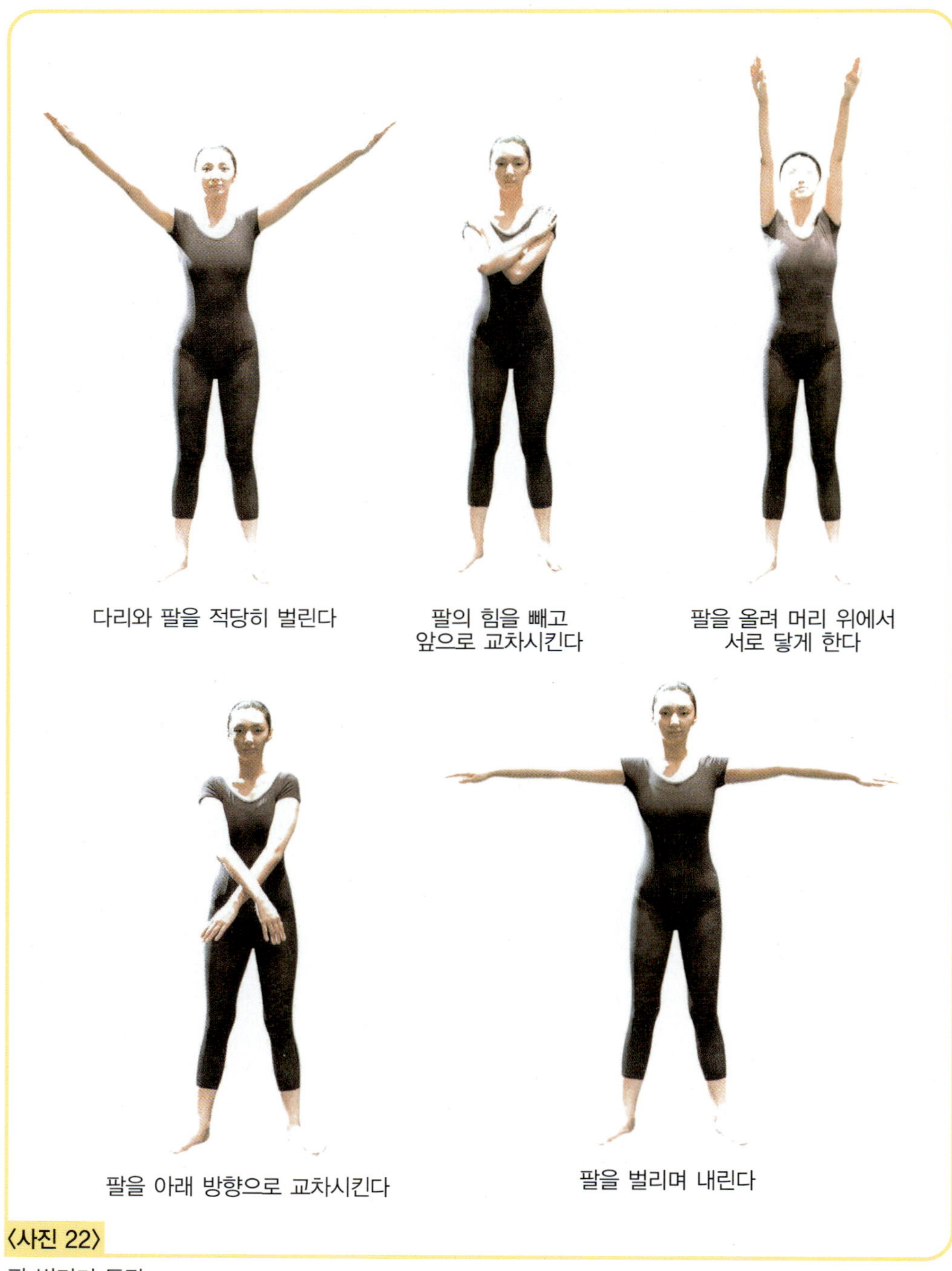

〈사진 22〉

팔 벌리기 동작

손의 이완

많은 사람들은 긴장할 때 손으로 긴장 정도를 나타낸다. 손은 신체 중 가장 쉽게 이완법을 배울 수 있는 부위이며 다른 부분의 이완을 위해서도 동작을 제일 먼저 시작하는 곳이다.

●●● 손 흔들기

손에 묻은 물을 털어버리는 것처럼 털어라. 주먹을 쥐었다가 손가락을 가능한 정도까지 쭉 펴라.

●●● 손 포개기

손을 겹쳐 놓으면서 휴식을 취하라. 이러한 방법으로 손을 겹쳐 놓으면 손이 긴장될 수 없다. 앉아서 휴식을 취할 때 이러한 자세를 활용하라. 마음이 편안해지고 휴식 시 다른 생각이 떠오르지 않을 것이다.

항상 긴장을 느낄 때, 즉, 치과에서 치료를 받을 때, 비행기가 이륙할 때, 외과 수술을 기다릴 때 이러한 방법으로 손을 가볍게 이완시키면 도움이 된다.

의사는 환자의 손을 보며 긴장의 정도를 관찰한다. 만약 여러분이 손을 이용하는 복잡한 작업을 하거나 컴퓨터의 키보드를 치고 있다면 피로할 때 멈추고 몇 가지 손 운동을 실시하라.

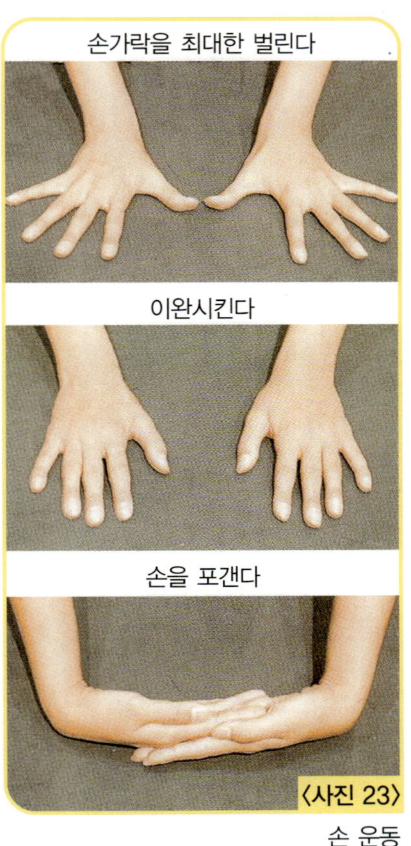

〈사진 23〉
손 운동

얼굴의 근육과 마음의 상태는 매우 밀접한 관계를 갖고 있다. 많은 사람들은 말없이도 다른 사람에게 감정을 표현할 수 있다. 불안스럽게 긴장된 얼굴은 다른 사람에게 불안의 신호를 보여주는 것이다. 이는 매우 쉽게 알아 볼 수 있는데 계속된 전두근이마의 긴장은 긴장성 두통을 유발할 수도 있다.

먼저 이빨을 단단하게 맞물지 않도록 주의하라. 이빨이 서로 맞닿는 것은 음식을 씹을 때나 필요한 동작이다. 이완을 위해서는 턱을 놓아두어야 한다. 그리고 다음의 운동을 단 한 번씩만 실시하라. 반복해서 실시할 필요는 없으며 거울을 이용하여 전두근에 대한 감정의 효과를 관찰할 수 있다면 더욱 도움이 될 것이다. 또한 가능하다면 누군가 다른 사람을 마주한 채 하면 좋다.

- 눈살 찌푸리기 : 이것은 도전적 반응이다.
- 눈썹 올리기 : 이것은 놀라거나 회피 반응 시에 일어난다.
- 눈썹 모으기 : 이것은 도전도 회피도 아닌 경우의 갈등을 나타내며 고통과 불안을 나타낸다.
- 이완 운동 : 이마 부근을 평소보다 더욱 넓고 높게 하는 기분으로 근육을 이완시켜라. 그리고 근을 부드럽게 마사지하라. 다른 사람이 해줘도 효과가 있을 것이다.
- 어루만지기 : 정신적 작업에 몰두한 후에 눈과 목을 손바닥으로 어루만지는 것은 기분을 상쾌하게 한다. 양 손바닥을 전두근에 대고 앞쪽으로 옮긴다. 눈을 감은 채 손이 눈 위로 교차되게 한다. 이러한 동작을 호흡 조절과 이완 운동을 조화시켜 실시하면 더욱 효과가 클 것이다.

목의 이완

　머리를 정중앙에 오도록 한다. 한쪽으로 쏠리거나 앞쪽으로 기울어져서는 안 된다. 거울을 보며 또는 보조자의 도움을 받으며 실시할 수 있다. 보조자는 뒤쪽에서 머리를 손으로 잡고 선 다음 부드럽게 머리를 움직인다. 이때 머리에 힘을 주면 안 된다. 그리고 다시 똑바른 위치에 놓는다. 먼저 한쪽 방향을 쳐다보며 머리를 돌린 후 다시 반대쪽으로 머리를 돌려라. 이때 어깨는 언제나 정면을 향하여야 한다.

　다음엔 어깨의 높이 역시 그대로 유지하면서 머리만 한쪽에서 다른 쪽으로 기울여라. 이때 시선은 정중앙에 두고 머리를 비스듬히 기울여라. 그리고 그대로 들어서 젖혀라. 어깨를 내린 채 뒷머리를 잡아당기는 것처럼 실시하라. 나이 든 사람들은 등 쪽으로 너무 구부리면 현기증이 일어날 수 있으니 이 운동은 하지 않아도 된다. 하지만 약간의 머리 회전 운동과 목 뒤의 마사지는 목의 긴장을 해소하는 데 매우 효과적이다.

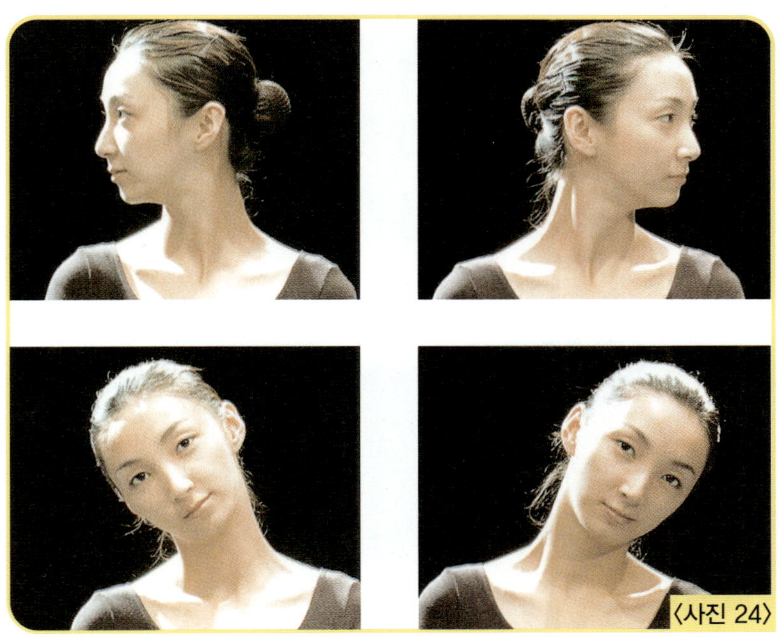

목 운동

●●● 목의 지압

　등받이가 높은 의자에 몸을 뒤로 기댄 채 앉아라. 또는 주방 의자를 벽에 기대어 이용할 수 있다. 실시할 때는 머리 뒤에 부드러운 것을 대라. 지지물이 버틸 만큼 목을 뒤로 힘을 주며 밀어라. 그리고 긴장을 풀고 다시 밀고 하는 식으로 반복해 근이완을 실시하라.

　목을 받치는 베개는 특히 앞으로 구부러진 목이나 목의 통증을 호소하는 사람들에게 매우 효과적이다.

●●● 입술과 턱

　입술을 꽉 다물거나 굳어진 턱은 주위 사람들에게 좋지 않은 인상을 줄 수 있는데 불만이 있거나 엄격한 사람 같은 느낌을 주기 때문이다. 사진 모델들은 가끔 이완된 모습을 보이기 위해 그들의 입술을 마사지한다.

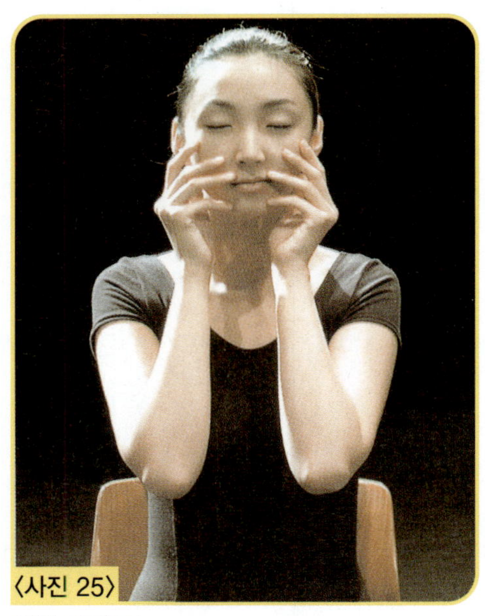

〈사진 25〉
얼굴 마사지

누워서 하는 이완 운동

●●● 신전 운동

가능한 만큼 단단하게 등을 말아 올린다. 그러고 나서 최대한으로 스트레칭을 한다. 이때 등은 아치를 그리며 바닥과 떨어지게 하고 손가락은 쭉 편다. 그리고 이완하라.

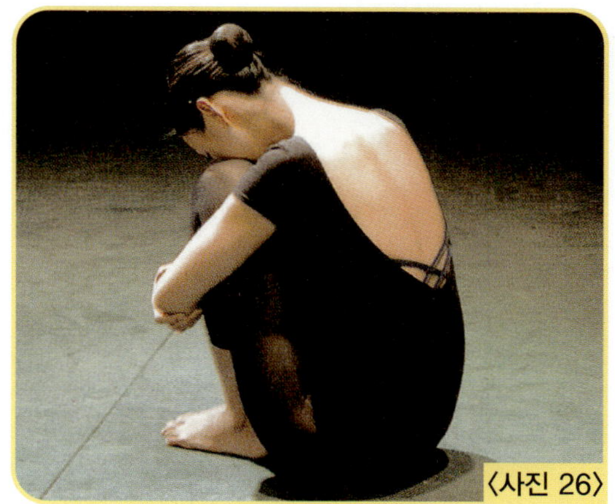

〈사진 26〉
등을 최대한 말아 올린다

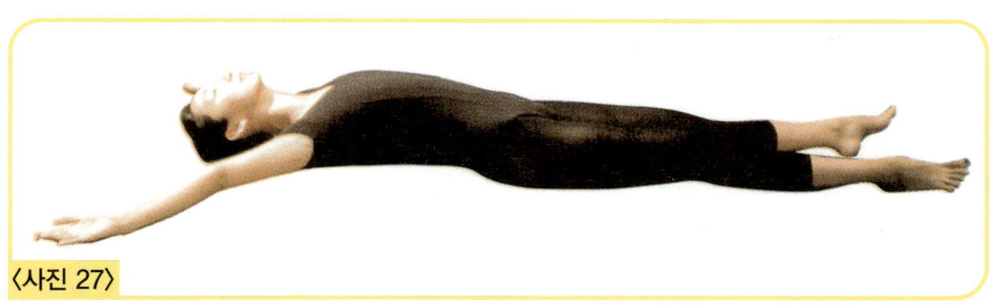

〈사진 27〉
손가락을 편 채 등을 아치 형태로 바닥에서 떨어지게 한다

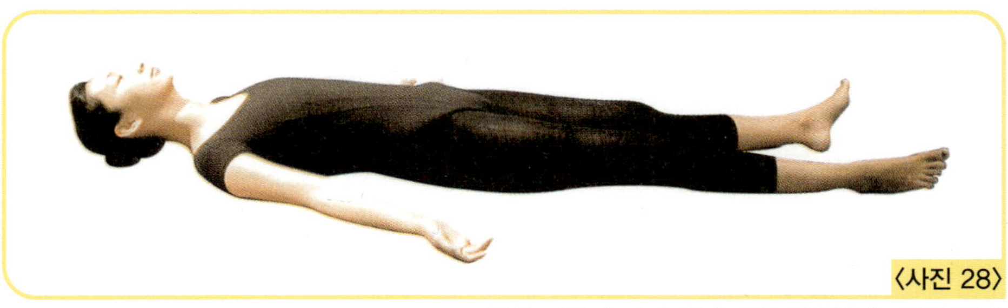

〈사진 28〉
등을 바닥에 닿게 하며 손을 편안하게 이완시킨다

●●● 다리의 이완

최대한 단단하게 다리를 모아 압착시키고 동시에 발목을 들어올려 굽혀라. 바닥 쪽으로 다리에 힘을 강하게 가하라. 그러면 현재 다리의 모든 근육은 긴장된다. 그런 다음 긴장을 풀어 보라. 다리가 이완되면 다리가 동그랗게 펴지고 이완이 안 된 상태라면 허벅지와 발목이 고정되어 있을 것이다. 보조자는 실시자의 이완 정도를 테스트할 수 있다.

다음의 방법은 많은 사람들이 즐겁고 편안함을 느끼며 실시할 수 있는 것이다. 먼저 실시자의 발목을 잡고 다리를 들어올린다. 이때 보조자는 무릎을 굽히고 등을 편 채로 실시하라. 그리고 실시자는 스스로 다리를 이쪽저쪽으로 부드럽게 흔든다. 그런 다음 다리를 부드럽게 내린다.

●●● 팔의 이완

바닥 쪽으로 힘을 주면서 약간 들어올린다. 그리고 다시 이완한 다음 팔을 바닥에 내려놓는다. 이번에는 반대로 실시하라. 그리고 다시 팔을 바닥 쪽으로 하여 힘을 가한 뒤 다시 이완하라. 이때 보조자는 실시자의 팔의 이완 정도를 테스트해야 한다.

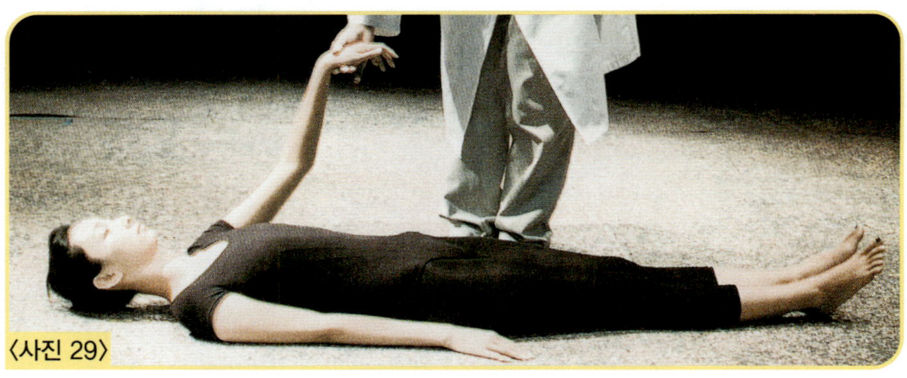

〈사진 29〉

팔이 긴장된 상태로 있다

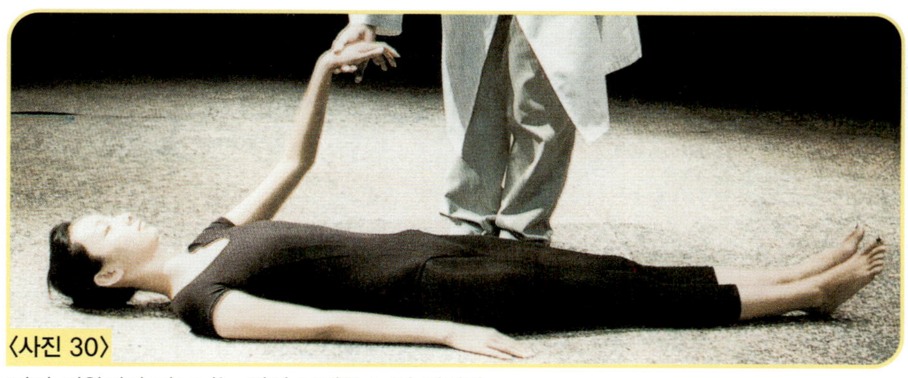

팔이 이완되면 파트너는 팔의 무게를 느낄 것이다

●●● 목의 이완

목을 바닥 쪽으로 하여 힘껏 힘을 가한 뒤 이완하라. 보조자는 사진처럼 쳐다보며 실시자의 목의 이완 정도를 테스트할 수 있다. 목이 아픈 사람은 시도하지 마라. 실시자의 손목을 잡거나 손을 그의 어깨 밑에 넣어라. 그리고 부드럽게 들어라.

목이 이완되었다면 목은 부드럽게 느껴질 것이고 이완이 안 되어 있으면 저절로 들릴 것이다. 목을 약간 흔들어라. 그리고 천천히 다시 누워라.

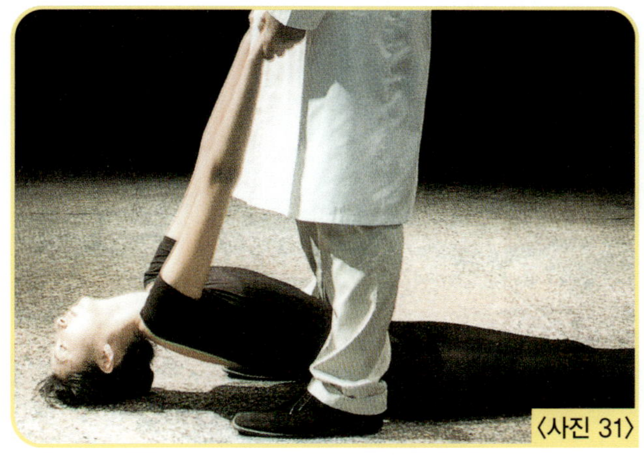

파트너와 실시하는 목의 이완 운동

●●● 복부와 등의 이완

무릎을 굽힌 채 누워 있으면 더욱 편안함을 느낄 것이다. 등의 모든 면이 바닥에 닿을 수 있도록 등에 힘을 주어 바닥에 대라. 동시에 배 근육을 둥글게 하되 호흡은 멈추지 마라. 그런 다음 배근과 복근을 이완시켜라.

복식호흡은 복부근을 이완하는 데 도움이 될 것이다. 일부는 지속적으로 숨을 내쉬는 것과 같은 복근의 수축을 통해 스트레스에 반응한다. 이것은 근육의 통증을 유발하며, 피로와 불편함을 더하게 한다. 따라서 이 점을 명심하여 실시하라.

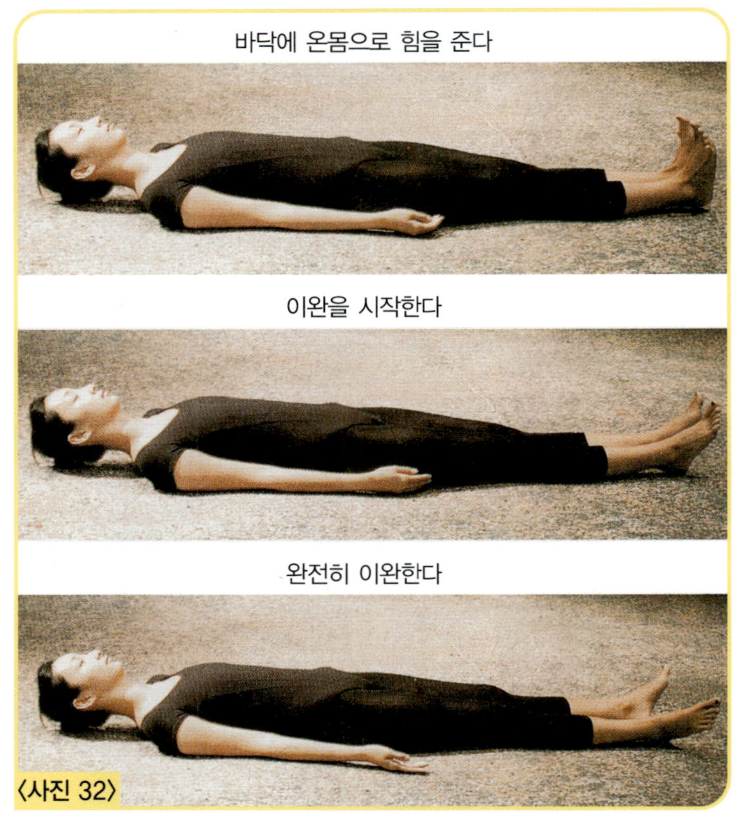

복부와 등의 이완 운동

●●● 안근의 이완

눈을 부드럽게 감고 모든 근육을 이완시켜라. 먼 곳에 있는 어떤 물체를 보고 있다고 상상하라. 할 수 있는 데까지 생생하게 눈에 떠올려라. 그리고 잠시수초 동안 매우 가깝게 있는 어떤 것을 생각하라.

휴식을 번갈아 실시하면서 눈에 관련된 근육을 이완시켜라. 눈이 깊은 이완을 실시할 때 약간 깜박거려도 걱정하지 마라. 즉시 신체의 다른 부분을 이완하는 것을 생각하면 결국 눈의 깜박임은 멈출 것이다. 깜박임을 해소하기 위해 직접적으로 행동하는 것은 좋지 않다.

위급한 상황에서의 이완 운동

갑자기 일어난 긴장 상황을 해소해야 하는 경우가 있다. 게다가 이 경우는 앞서 본 것처럼 신체 활동에 의해 긴장을 해소할 수 없다. 예를 들어 상인들은 어렵고 무례한 손님들의 행동 때문에 화가 날 때도 있지만 화를 내서는 안 된다.

회사 직원은 사장에게 언성을 높이거나 무례를 범할 수는 없다. 또한 어떤 이들은 거리에서 길을 걷다가 또는 앉았다 일어나면서 갑자기 현기증을 느끼기도 한다. 운전사는 좌절감을 느낄 수 있으며 다른 사람의 거친 운전에 격노할 수 있다. 때로는 약속 시간에 늦지 않을까 하는 불안을 느낄 것이다.

이러한 모든 상황을 조절하기 위해서는 빠른 이완 기술이 필요하다. 이러한 상황에서 실시하는 간단한 응급처치식 이완 기술도 긴장을 완화시키는 데 도움이 될 것이다.

정신적 스트레스는 근을 이완시킬 때 감소되는데, 신체의 일부만을 이완하여도 가능하다. 누구든 할 수 있다. 단 약간의 차이는 있지만 강한 긴장감은 이완을 어렵게 한다. 따라서 놀라거나 무서운 상황에서도 느끼는 긴장감을 스스로 인식하라.

각성을 낮추고 조절하기 위해 "그만."이라는 말을 이용하고 각성이 사라지기 전에 실시하라. 상황이 허락한다면 스스로에게 날카롭게 "그만."이라고 외쳐라. 이러한 행동은 과도한 각성으로 인한 초조감과 짜증을 덜어준다.

그리고 잠시 동안 호흡을 들이마시고 멈추다가 서서히 흡기와 호기 사이의 간격을 줄여라. 급한 상황에서 이러한 호흡법은 매우 도움이 될 것이다. 서서히 숨을 내쉰 다음 어깨와 손을 이완시켜라. 잠깐 멈췄다가 다시 숨을 들이마신 후 천천히 숨을 내쉴 때 전두근과 턱을 이완시켜라. 그리고 하던 일을 계속하되 부드럽고 천천히 움직여라.

만약 말을 해야 한다면 천천히 말을 하고 평소보다 낮은 목소리로 하라. 이러한 이완 기법은 다른 사람의 도움 없이도 혼자 실시할 수 있으며 긴장이 조절된다는 사실을 알게 될 것이다.

9장
모든 근육을 이완시켜라

지금까지는 일상생활에서 긴장을 인지하고 운동을 통하여 긴장을 이완시키는 방법과 지엽적 근이완에 대하여 논의하여 왔다. 이 장에서는 깊은 이완deep relaxation에 관하여 설명하고자 한다.

깊은 이완이란 신체의 모든 근육들이 함께 이완되고 정신이 긴장성 문제로부터 해방되었을 때를 말한다. 이러한 상황이 일어나면 형언할 수 없는 고요함이 함께하며 마음은 부드럽고 느긋해져서 신체적 및 정신적으로 완전한 휴식을 취할 수 있다. 결국 일부 사람들에게는 예상을 초월하는 경험을 줄 것이다.

이러한 경지에 도달하기 위해서는 시간과 연습이 필요하다. 즉시 어떤 결과를 기대해서는 안 된다. 완전한 경험은 없지만 단시간 내에 빠져나올 수 있는 온몸의 이완은 즐거움과 기쁨을 느끼게 하기 때문에 매우 필요하다.

깊은 이완 운동을 과도하게 실시하거나 이와 비슷한 다른 기법 등을 적용하면 이완의 효과가 오히려 감소할 수도 있다. 깊은 이완 운동을 반드시 오랫동안 시행하라는 것은 아니다. 단지 신체적, 정신적 운동과 휴식의 균형을 유지하는 것이 중요하다는 것을 알아야 한다.

깊은 이완 운동은 하루에 10분~20분씩 1회 내지 2회 정도 시행하는 것으로도 충분하며 만약 잠시 동안 수면을 취할 수 있다면 자면서도 실시할 수 있다.

너무 쉽게 잠에 빠지는 사람들은 연습할 때 너무 편안한 상태에 있지 않는 것이 좋다. 누워서 이완 운동을 실시하는 것이 보다 쉽지만 사무실 의자 또는 안락의자와 같은 곳에서도 가능하다.

우선 이완 기법에 관한 설명을 충분히 읽는 것이 연습하는 데 도움이 될 것이다. 이를 위해 녹음기 등을 이용할 수도 있다. 누군가의 도움을 받는다면 명확하면서도 부드럽고 고요한 목소리가 좋다. 평소의 목소리가 가장 좋지만 음량은 평소보다 낮게 조절하고 좋은 자세가 어떤 것인가를 설명해줘야 한다. 최면 형태의 목소리는 이롭지 않다.

다음의 방법들은 이완 운동을 원하는 사람들에게 실시하여 효과가 검증된 이완 기법들이다. 이러한 기법들은 녹음기를 이용하여 대상에게 들려주어 기억하기 쉽게 하는 것이 좋다.

의자에서의 5분 이완

이러한 방법은 시간이 없을 때 이용할 수 있는 간단한 이완법이라 할 수 있다. 즉 긴장감이 흐르는 사무실이나 집에서 오랫동안 눕지 못하고 앉아 일을 할 때 실시할 수 있다. 만약 여러분의 의자가 안락의자일 경우 약간 높은 의자로 잠깐 바꾸어 앉아서 이완 운동을 실시하면 더욱 좋은 기분을 느끼게 될 것이다. 가능하면 등 쪽에 약간의 쿠션이 있는 것을 이용하라.

조용한 상태로 5분을 모두 활용하도록 노력하라. 시트는 약간 올라가게 하고 등은 의자에 잘 받쳐지게 하여 허벅지와 등을 부드럽게 한 뒤 손을 무릎 위에 가지런히 놓아라. 가능하면 손은 허벅지 끝부분에 가볍게 올려놓아라. 그리고 바닥에서도 마찬가지로 휴식을 취한다고 생각하라.

눈을 부드럽게 감고 마음을 편안하게 안정시켜라. 처음엔 호흡을 내쉬면서 시작하

라. 그리고 필요한 만큼 편안하게 호흡하라. 이제 가벼운 소리와 함께 마치 풍선에 바람을 넣는 것처럼 천천히 숨을 내쉬어라. 천천히 반복하면 숨을 내쉴 때 긴장이 해소됨을 느낄 것이다. 그리고 평상시와 같은 호흡을 실시하라.

이젠 관심을 모든 신체, 즉 근육이나 관절 등에 집중시켜라. 먼저 발이 뜨는 것처럼 생각하면 발가락들이 이완될 것이다. 일부 사람들은 긴장할 때 발가락을 움직이기 때문에 발가락을 체크하는 것이다.

여러분의 발은 마루에서 쉽게 휴식을 취할 것이다. 오른발, 발가락, 발목 순으로 생각하라. 그리고 지금은 종아리 부분을 생각하라. 허벅지는 내버려둬도 종아리 부분이 이완될 때 바깥쪽으로 편안하게 벌어질 것이다.

등의 근육은 힘을 주지 않고 편안히 의자에 기대면 이완이 될 것이며 자연히 척추는 의자에 의해 지지될 것이다. 복근들은 부드럽게 이완시켜라. 배를 빳빳하게 유지할 필요는 없다. 동그랗게 유연하게 유지하라. 그런 다음 오른쪽 손가락을 부드럽게 이완시켜라. 이것은 이완감을 팔과 어깨까지 확산시키기 위함이다.

다음은 어깨를 이완시켜라. 그리고 자연스럽게 힘을 빼라. 할 수 있다고 생각한 것보다 더욱 이완을 시켜봐라. 목 부분의 근육들은 손을 이완시키고 등의 균형을 편안하게 유지하거나 의자 뒷부분에 기대어 편안한 상태로 있다면 쉽게 이완될 것이다.

이제 얼굴을 이완시켜라. 표정이 이완되도록 노력하라. 그런 다음 이빨을 꽉 깨물지 않도록 하라. 전두근이 평소보다 더욱 높아지거나 넓어지지 않게 이완시켜라. 이제는 모든 생각을 떨쳐버리고 조용하고 편안하게 휴식을 취하라. 근육이 이완될 때 편안함과 고요함을 느끼기 시작할 것이다.

그러나 30초 정도가 지나면 가끔 마음이 산란해지는 기분을 느낄 것이다. 만약 그렇다면 긴장된 근육이 어디인지를 체크한 다음, 다시 그 근육에 대한 이완을 실시하라. 그리고 편안하게 5분의 이완 운동을 계속하라. 시간이 다 되면 팔과 다리가 약간 움직일 것이다. 그러면 눈을 뜨고 잠깐 고요한 마음으로 앉아 있어라.

신전 운동, 즉 하품 같은 것을 실시하고 난 뒤에는 누구나 신선함과 상쾌함을 느낄 것이다. 이러한 신전 운동은 실제적으로 이완 운동에 도움이 된다. 이완 훈련의 효과

93

를 더욱 기대하려면 여러 차례의 반복 연습이 필요하다.

특히 깊은 이완 훈련은 필요 없다고 느낄 때나 너무 바빠 5분이라는 시간조차 낼 수 없다고 느낄 때 오히려 더욱 반복 연습이 필요하다. 따라서 그러한 계획을 세우고 실천한다면 머지않아 깊은 이완 운동의 빠른 효과를 느낄 수 있을 것이다.

누운 자세의 이완

이완을 위해 최소한 15분 정도의 시간이 있을 때 이용할 수 있는 방법이다. 필요하다면 이완 후 수면을 취할 수도 있다. 실시 후엔 잡음이나 불편한 마음으로부터 이완될 수 있지만 더욱 지속적인 효과를 위해서는 신체가 준비를 해야 한다. 누워서 깊은 이완을 실시한 후에 가끔 손발의 열이 상승하거나 급히 내려간다. 만약 방이 춥다면 이완 후 싸늘함을 느낄 것이다.

먼저 신발을 벗고 옷을 느슨하게 푼다. 처음엔 침대가 아닌 바닥에서 연습을 실시하라. 젊은 사람이나 등이 곧은 사람이라면 팔과 다리를 약간 벌린 채 누워라. 손을 복부 위에 올려놓아야 더욱 편안한 느낌을 얻을 수 있다.

만약 어깨 부위에 살이 너무 쪄 숨쉬기가 곤란하고 씩씩거린다면 머리에 베개를 1~2개 받치면 이완하기에 더욱 좋을 것이다. 실제로 편안한 느낌이 들면 머리에 베개를 받치고 복부근을 이완시키기 위해 무릎 밑에도 베개를 받쳐라.

많은 사람들이 장시간 서 있거나 시장을 다녀온 후 피로할 때 무릎이나 정강이 밑에 시트 같은 것을 받쳐 휴식을 취하는 경우가 있다. 받침대는 허리나 다리에 압력을 가하지 않는 매우 부드러운 것이어야 한다.

정맥류성 질환, 치질 또는 가벼운 탈장 증상이 있는 사람들은 어깨 위로 엉덩이를 들어올리는데 이 경우 보조물의 이용이 도움이 될 것이다. 운동을 실시한 후에 잠시 앉은 자세로 있으면 내장기관이 원래의 위치로 돌아가는 느낌을 갖게 될 것이다.

마음이 평온한 상태가 되면 하고자 하는 모든 일들을 다시 생각할 수 있다. 따라서 이완 운동을 실시하는 것은 정력이나 시간을 낭비하는 것이 아니라 재충전을 하는 것을 의미한다.

이완 운동은 모든 능력 발휘에 도움을 줄 것이다. 조금이라도 일에 대한 부담감을

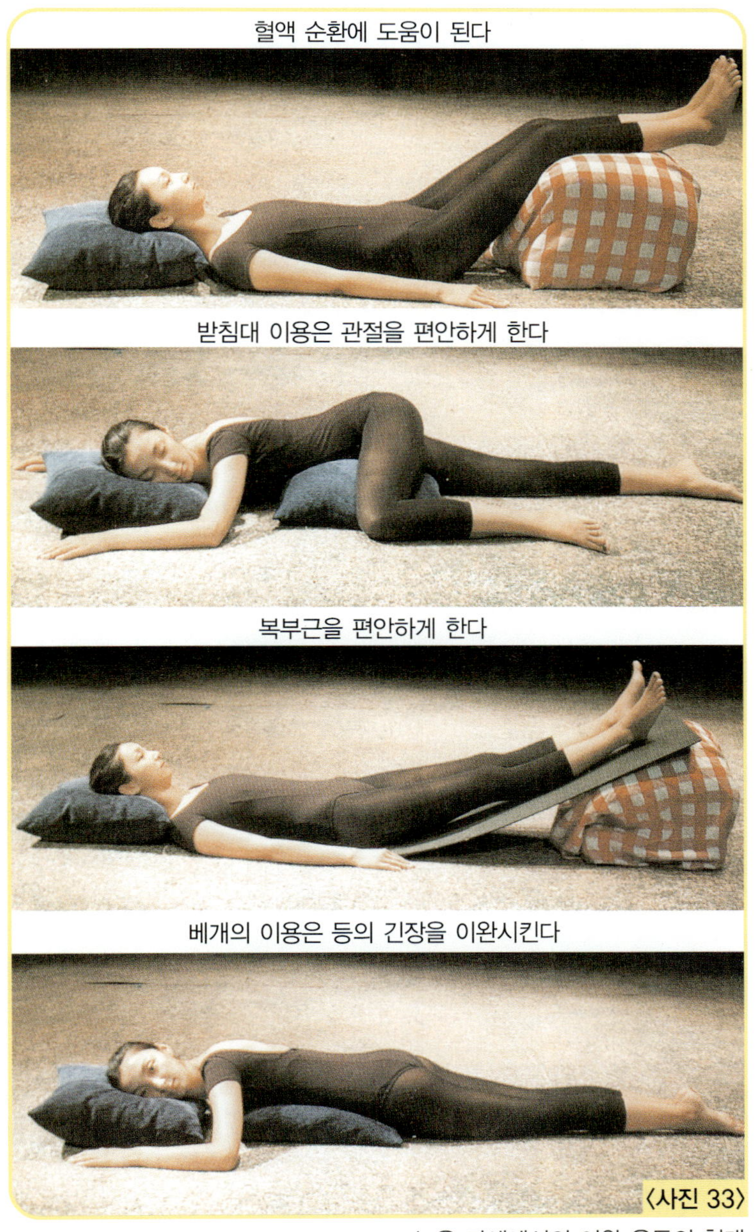

누운 자세에서의 이완 운동의 형태

버리고 이러한 건강을 회복하기 위한 시간을 즐겨라.

　너무 오랫동안 시간이 허비된다고 걱정이 들면 주부 같은 경우에는 부엌에서 일할 때에 시간을 내도록 하라. 그러나 이완 운동을 처음 시작하기에 충분한 방법이 아니라는 것을 알아야 한다.

10장
최고의 휴식을 제공하는 마사지

마사지는 근육을 이완시키는 데 큰 효과가 있다. 생리학적으로는 혈액순환을 향상시키고 근육의 활동 상태를 증가시키며 근육 내의 축적된 노폐물을 제거시키는 데 도움을 줄 뿐만 아니라 근육의 긴장과 근육에 관련된 통증 등을 감소시키는 데 효과가 있다.

게다가 마사지는 그 이상의 효과도 기대할 수 있다. 마사지를 받는 동안 온몸이 미묘하게 안정이 되고 불안이 감소되며 마사지를 받는 사람이 기대 이상의 편안함을 느끼게 된다. 또한 스트레스로 인한 마음의 혼란으로부터 해방된다. 마사지는 회복성 휴식을 제공하기도 한다.

마사지 하면 안마시술이나 또는 의학적 마사지를 생각하기 쉬우나 여기에서는 감각적이고 주의력이 있는 사람이면 누구나 행할 수 있는 객관적인 과정에 대해 설명하려 한다. 그중 몇 가지는 직접적인 피부 접촉이 더욱 좋지만 옷을 벗지 않고도 얼마든지 할 수 있다. 또한 의학적 문제 해결을 위한 마사지는 의학적 처방하에 자격증이 있는 전문가에 의해서만 시술될 수 있다는 사실을 이해하여야 한다.

최근에 모든 포유동물의 바람직한 성장을 위해서는 피부 접촉이 매우 중요하다는 사실이 알려졌다. 쓰다듬고 애무하는 등의 피부 접촉은 의사전달의 원초적인 방법이다. 어린 동물들은 태어난 순간부터 계속해서 어미로부터 다정스럽게 애무를 받으며 자라는데, 이러한 행위는 생존에 꼭 필요한 것이다.

동물들은 성장함에 따라 어미와 형제들 간의 친밀한 신체 접촉을 위해서 거칠게 뒹구는 놀이를 하게 된다. 모든 어린 동물들은 어미 곁에서 꼭 안겨 잠을 자는데, 이러한 접촉성 행동은 생물학적 욕구에 의해 나타난다는 것이다. 토끼와 강아지를 대상으로 한 실험에서 귀여움을 받고 키워진 새끼들은 체중이 크게 증가하였고 더욱 활동적이며 겁이 없을 뿐만 아니라 또한 스트레스에 저항하는 능력과 전염병의 감염을 극복할 수 있는 능력이 크다는 사실이 밝혀졌다.

그런데 이러한 피부 접촉의 욕구는 새끼 때만 갖는 것이 아니다. 성장한 원숭이들은 서로에게 확신을 갖는 의미에서 툭툭 치기도 하고 등에 손을 올려놓기도 하며 인사와 애정의 표시로 키스를 한다. 거의 모든 동물들은 쓰다듬어주는 것을 좋아한다. 개들의 쓰다듬어주기를 바라는 욕구는 한이 없고, 고양이 역시 쓰다듬어주는 것을 즐긴다. 심지어 돌고래까지 이러한 신체 접촉의 형태를 즐긴다고 한다. 인간 역시 태어날 때부터 신체 접촉에 대한 욕구를 갖고 있다.

르봐이에Leboyer 박사는 『조용한 탄생』이라는 그의 저서에서 신생아들이 태어나자마자 즉시 부드러운 애무를 받고 따뜻한 물에서 조용히 있게 되면 고통 속에서도 비명을 지르지 않을 뿐만 아니라 동공은 확장되어 있으며 호흡이 안정된다고 설명하였다. 자라나는 아이들은 형제 부모와 함께 거칠게 뒹구는 활동과 같은 신체적 접촉이 필요하며 특히 취학 전의 아이들에게는 신체적 접촉이 만족한 발달을 위해 반드시 필요한 것으로 알려져 있다.

성인들도 역시 신체적 접촉이 필요하지만 특히 서구와 같은 곳에서는 어떤 신체적 접촉은 금하는 경우도 있다. 다른 사람과의 접촉을 피하기 위해 서로 상당한 거리를 두고 보행하는 사람도 있는데, 이는 예절바른 사람은 침실을 제외하고는 다른 사람과의 접촉을 일체 하지 않는 것을 암시한다. 우리는 이러한 기본적 욕구를 무시해버리는 것에 대한 보상책을 강구해야 한다.

신체적인 부드러운 접촉을 경험하지 못한 아기와 어린이들은 후일 심리적 발전에 어려움이 따르며 성인이 되어서도 우호적인 관계를 성취하는 데 문제가 있다. 그러나 다행스럽게도 우리의 인생에서는 언제나 두 번째 기회가 있다. 심지어 강아지들한테 서도 그런 현상을 발견할 수 있다. 비록 어린 시절 충분한 신체적 접촉을 받지 못했다 할지라도 기회가 주어지면 다른 강아지들을 재빨리 껴안는다.

인간에게 있어 마사지는 일종의 순응적 사랑의 한 형태라 할 수 있다. 그것은 생리 적 기능에 도움이 될 뿐만 아니라 우정, 동정 그리고 부드러운 마음 등을 교환하게 한 다는 의미를 갖고 있다. 마사지를 받을 때는 완전히 이완된 마음과 편안한 마음에 몰 입될 수 있으며 고통과 긴장은 감소된다. 어머니가 어린이의 상처에 키스를 했을 때 와 상처를 낫게 하기 위해서 부드럽게 문지르는 것은 같은 맥락에 있다 하겠다.

마사지를 하는 사람 역시 얻는 것이 있다. 독특한 방법으로 다른 사람을 돕는다는 만족감, 긴장의 완화와 근육의 민감성에 의해 상대방으로부터 얻는 기쁨이 있다. 또 한 이상과 같은 만족감 등을 깨닫기 전에 실시자 자신도 이완되는 즐거움을 느끼게 된다.

운동선수를 위한 마사지

우수한 육상선수들과 수영선수들을 위해 진보된 훈련 기술을 이용하는 몇몇 국가들 은 그들의 관심을 운동 후 회복 프로그램 쪽으로 돌리고 있다. 격렬한 운동을 한 후에 선수에게는 목욕 및 마사지와 더불어 근육 이완 프로그램의 활용이 권장되는데 이것 은 정신적 육체적 피로를 회복하는 데 큰 도움이 된다.

그들은 이러한 근피로 회복법을 반복하여 사용함으로써 더욱 빨리 피로를 회복하고 높아진 혈압을 낮춘다. 특히 마사지에 의한 근긴장 이완은 중요한 경쟁에 의해 야기 된 정신적 긴장을 해소하는 데도 도움이 된다는 사실이 밝혀졌다. 따라서 마사지는 부작용 없이 근이완 후의 운동 수행을 더욱 향상시킨다는 것을 알 수 있다.

마사지를 해줄 사람이 없기 때문에 마사지에 의한 모든 혜택을 받을 수 없다고 생각하지 마라. 혼자서도 편안하지 못한 마음을 회복시키고 근육의 이완을 위해 마사지를 실시할 수 있다. 전기 마사지 같은 기계를 활용할 수도 있지만 스스로의 손을 이용하여 몇 가지의 아주 간단한 마사지를 실시함으로써 큰 효과를 볼 수 있다.

●●● 전두근

긴장감을 느끼거나 눈이 피로할 때 또는 두통이 밀려올 때 다음 방법으로 경직된 근육을 부드럽게 할 수 있다. 이마 중간에서부터 바깥쪽인 관자놀이 쪽으로 서서히 부드럽게 마사지를 하라. 그런 다음 머리 위쪽으로 손을 번갈아 가며 부드럽게 문질러라.

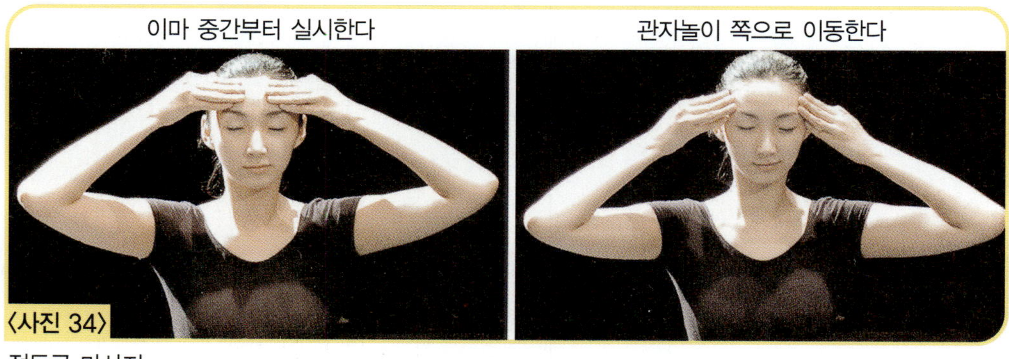

전두근 마사지

●●● 목

장시간 공부를 하거나 앉아서 일을 할 때 목 부분의 근육이 심하게 아픈 것은 이들 근육에 휴식이 필요하다는 경고이다. 앞서 본 83페이지의 〈사진 24〉에 소개된 목 운동을 먼저 한 후 마사지를 실시하라. 머리는 앞쪽으로 하여 똑바로 세우고 편안한 휴식을 취한다.

그 다음 손으로 목을 굽히지 않은 채 잡을 수 있을 만큼 목 뒤 부분의 근육을 잡고

반복해서 압박하라. 손가락 끝으로 부드러운 부분을 찾아 누르며 가벼운 회전 운동을
실시하라.

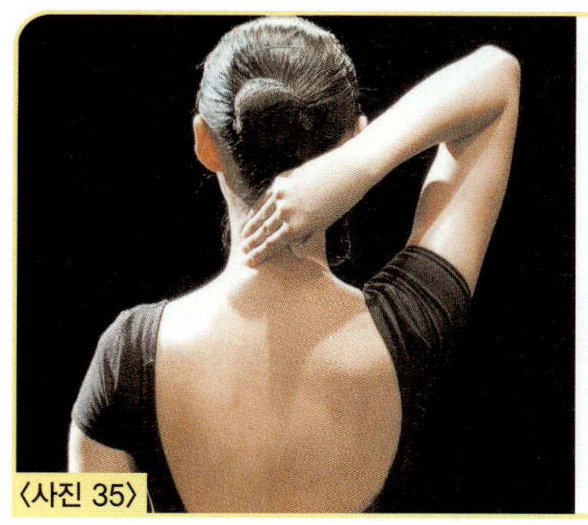
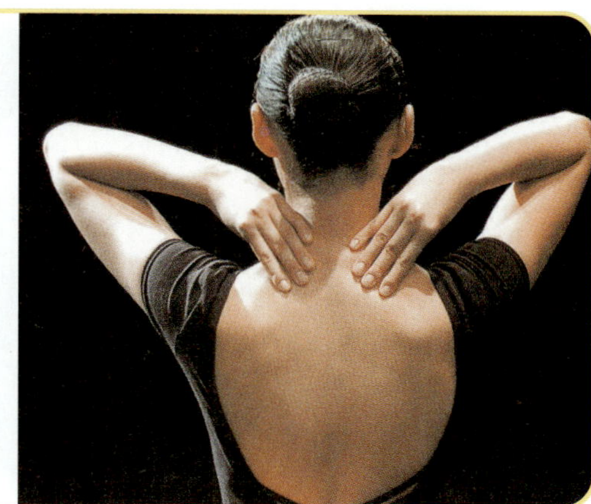

〈사진 35〉
목의 근육을 마시지한다

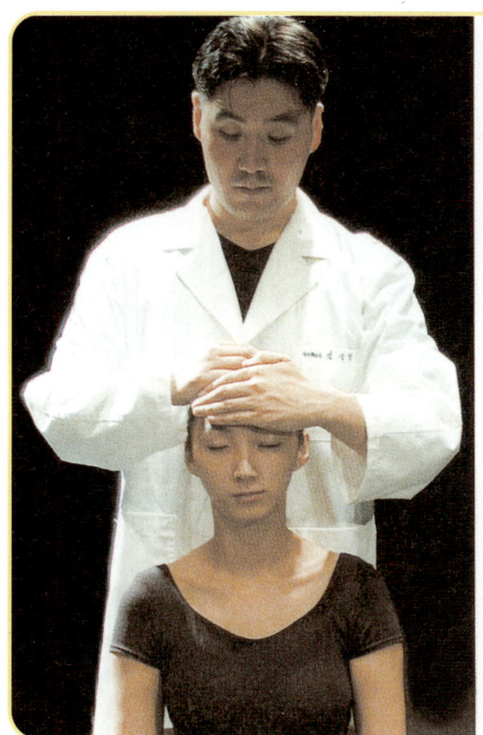
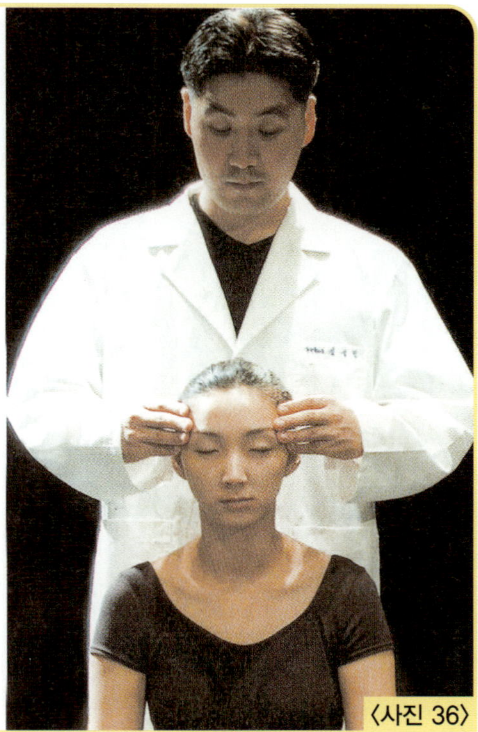

〈사진 36〉
파트너와의 이마 마사지

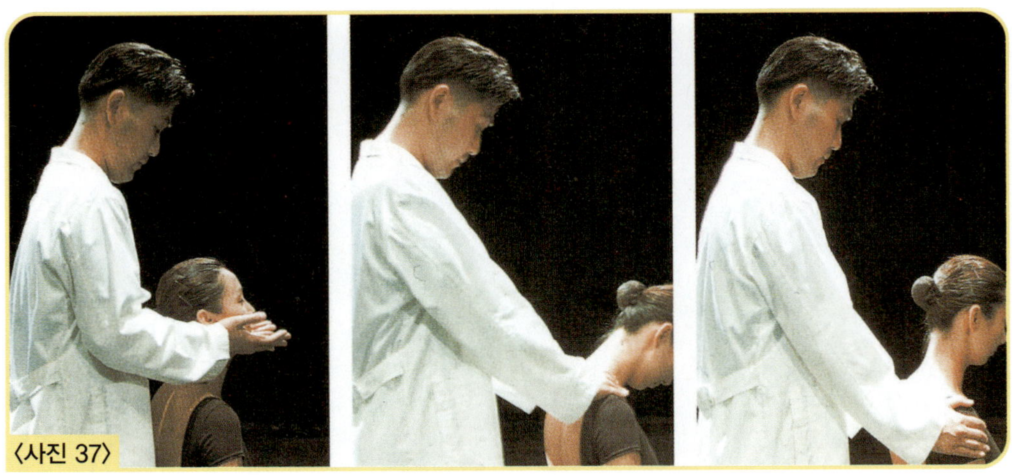

〈사진 37〉

파트너와의 목 마사지

●●● 어깨

긴장 정도가 심한 사람들은 어깨 바로 아래 근육이 만나는 부드러운 부분을 이완시켜라. 이곳의 근육을 한 움큼 쥐며 누른 뒤 놓는다. 이런 과정을 여러 번 반복한다. 그런 다음 손가락 끝으로 부드러운 부분 전체를 압박하라.

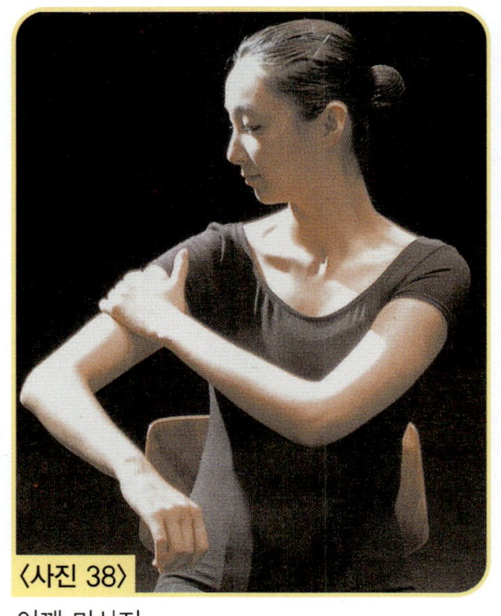

〈사진 38〉

어깨 마사지

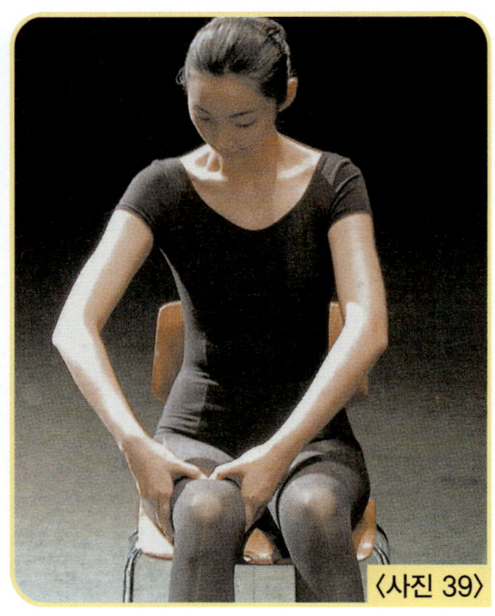

〈사진 39〉

다리 마사지

양손으로 허벅지의 가장 큰 근육을 잡고 흔들어라. 축구선수나 수영선수들이 근육을 이완시키기 위해서 이러한 행동을 하는 것을 본 적이 있을 것이다. 그 다음 양손으로 양 허벅지를 번갈아 가며 주무르고 누르는 압박 동작을 조화시켜 실시하라.

이는 단지 자아 마사지 기술의 일부에 지나지 않으며 신체 부분에도 이와 같은 방법을 적용시킬 수 있다.

둘이서 하는 마사지

먼저 시술자는 파트너의 몸이 따뜻한지를 확인하라. 왜냐하면 몸이 차가워지면 대부분의 이완된 근육들도 단단하게 수축되기 때문이다. 시술자의 손 또한 따뜻해야 한다. 손이 부드럽고 축축하지 않다면 상관없겠지만 손이 땀에 젖어 있다면 활석가루 등을 사용하면 도움이 될 것이다.

마사지를 시작할 때 손을 파트너 어깨 위에 올려놓은 채 몇 초 동안 기다려라. 이렇게 하면 두 사람의 마음이 안정될 뿐만 아니라 침착하고 확실한 마사지를 하는 데 도움이 된다. 시술자가 스스로 조용하게 이완하라고 속삭여도 도움이 될 것이다. 왜냐하면 이완 정도가 파트너에게 전달되기 때문이다.

확실하고 적당한 동작부터 실시하라. 그러한 동작은 시간이 지나면 더욱 부드럽게 된다. 파트너에게 알맞고 필요한 신체 부분에 적당한 압박을 가하라. 근육이 강한 사람은 힘이 주어지는 깊은 압박을 좋아할 것이지만 마른 사람들은 감각적이고 가벼운 동작을 좋아할 것이다.

마사지는 너무 아프지 않게 하는 것이 좋다. 파트너에게 어떤 강도가 가장 좋은지 물어보라. 그러나 질문을 하면 파트너는 답을 해야 하는 부담감을 갖게 되며 또한 어떤 말은 기분을 상하게 할 수도 있으니 주의해야 한다.

또한 손을 번갈아 가며 사용해야 될 경우라면 한 손은 계속해서 마사지를 하여라.

마지막 단계에서는 파트너가 마사지가 끝나 가는 것을 알 수 있도록 좀 더 천천히 그리고 부드럽게 실시해라. 그런 다음 손을 잠깐 동안 움직이지 말고 파트너 어깨 위에 올려놓은 채 파트너에게 점차적으로 평온해질 수 있는 시간을 주어라.

이러한 종류의 마사지는 만약 실시자가 파트너의 느낌에 민감하게 반응한다면 어려운 것이 아니며 파트너에게 정신적 및 신체적인 긴장으로부터 벗어난 특출한 이완감을 줄 것이다. 그러나 소수이긴 하지만 접촉을 참지 못하는 사람도 있다. 대개 이들은 매우 긴장하고 걱정이 많은 사람들이나 이러한 단계의 마사지를 시술받으면 문제는 해결될 것이다.

어떤 사람들은 마사지를 받으면서 음악 듣기를 좋아하는데 특히 조용하고 부드러운 곡이 선택되면 더욱 좋다. 그러나 음악은 어떤 사람에겐 즐거운 반면 어떤 사람에겐 부담이 될 수 있으니 현명한 선택이 필요하다.

마사지를 받으면 두 가지 효과를 얻을 수 있다. 하나는 순환 기능에 도움이 되는 생리적 기능으로 혈관에 피가 흐르지 않는 피부를 압박하여 혈액과 림프액이 보다 원활히 순환된다는 것이다. 다른 하나는 정신적 효과로 마음을 이완시켜줌으로써 모든 신체 근육이 이완될 수 있다는 것이다. 단, 전문의 진료가 요구되는 건강 상태에 있는 사람에게는 마사지 시술을 삼가야 한다.

마사지 예

불편하다면 옷을 입은 상태로도 실시할 수 있다. 예를 들어 어깨와 목이 긴장되어 있고 근육이 쑤시고 긴장성 두통에 시달리는 동료를 사무실에서 도울 수 있다. 이 간단하고 기본적인 마사지 방법은 주무르기와 문질러 주기인데, 주무르는 것은 두 가지로 분류할 수 있다.

하나는 깊이 주무르는 것으로 순환 기능을 향상시키며 근육통과 긴장을 해소시키는 효과를 가져다준다. 다른 하나는 피부를 가볍게 주무르는 것으로 정신적 안정을 가져다준다.

깊은 주무르기는 손바닥을 이용하여 일반적으로 심장에서 먼 곳으로부터 가슴 쪽으로 옮겨가며 피부를 손바닥으로 문지르며 실시하는 것이다. 피부 문지르기는 일반적으로 깊은 주무르기와 반대로 심장에서부터 시작하는 것으로 서서히 부드럽게 실시되어야 한다.

문지르기는 손 전체를 이용하여 압력을 가하며 특별한 양식 없이 편안하게 실시하는 것이 좋다. 시술자는 피로를 유발하지 않도록 양발을 벌려 지지면을 넓게 잡고 일반적으로 한쪽 발을 앞쪽으로 내딛고 선다. 큰 동작에서는 손가락의 압력보다는 체중을 실어 이동하며 실시하는 것이 좋다.

●●● 전두 부분과 목

파트너 뒤쪽에서 파트너의 머리가 실시자의 몸에 기대어 편안함과 안정을 취할 수 있도록 약간 구부린 채 서라. 그렇지 않으면 파트너는 머리를 세우기 위해 목 근육을 긴장시켜야 할 것이다.

파트너의 머리가 중앙에 있는지 앞쪽으로 구부러져 있는지 아니면 한쪽으로 쏠려 있는지 등을 확인하라. 그리고 파트너에게 부드럽게 눈을 감도록 일러라. 손가락 끝이 이마 중앙에 닿을 수 있도록 손을 전두 위에 가볍게 올려놓아라.

둘 다 마음이 차분해질 때까지 잠시 기다렸다가 손가락을 관자놀이 쪽으로 가볍고 부드럽게 움직여라.

이러한 동작을 몇 번 반복해서 실시하면 긴장이 사라질 것이다. 다음엔 손을 코 바로 위에서부터 시작하여 머리가 있는 곳까지 올라가면서, 교대로 문질러라.

이러한 동작을 천천히, 리드미컬하게 그리고 부드럽게 실시하라. 만약 동작이 빠르거나 불규칙적이면 파트너는 긴장감을 느낄 것이다. 마사지가 끝나면 잠시 동안 파트너가 눈을 감고 있도록 해라. 이것은 파트너 자신이 이완된 이마의 느낌을 기억했다가 다시 상기할 수 있도록 하기 위한 것이다. 갑자기 눈을 뜨면 외부 자극에 의해 파트너가 날카롭게 반응할 수 있을 것이다.

피부 문지르기를 시행하기 위해 먼저 손을 귀밑에 컵 모양으로 하여 갖다 대라. 그런 다음 손을 부드럽게 목을 따라 움직이면서 목 양쪽을 아주 부드럽게 눌러 내린 뒤 계속해서 어깨까지 내려라. 몇 번 반복한 다음 끝날 무렵에는 더욱 천천히 부드럽게 실시하라.

●●● 어깨

파트너는 허리를 쭉 편 채 앉아 있어야 하며 시술자는 그 뒤에 선다. 손을 전방으로 향하게 한 뒤 어깨 위에 손을 올려라. 엄지손가락은 사진과 같이 아래로 내린 뒤 위쪽으로 올리면서 피부를 세게 회전하듯 문질러라.

파트너가 앞으로 숙이지 않도록 다른 손가락으로 어깨 부근을 단단히 잡아라. 그러나 손가락으로 찌르는 불편함을 주어서는 안 된다. 손가락 끝을 사용하지는 마라. 파트너는 마사지가 제대로 잘 수행되고 있는지에 대한 정보를 줄 것이다. 시술자는 또한 이러한 방법에다 약간의 다른 동작을 포함시킬 수 있다.

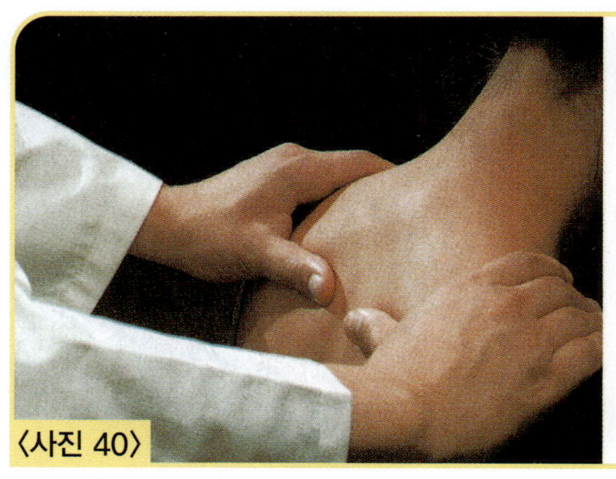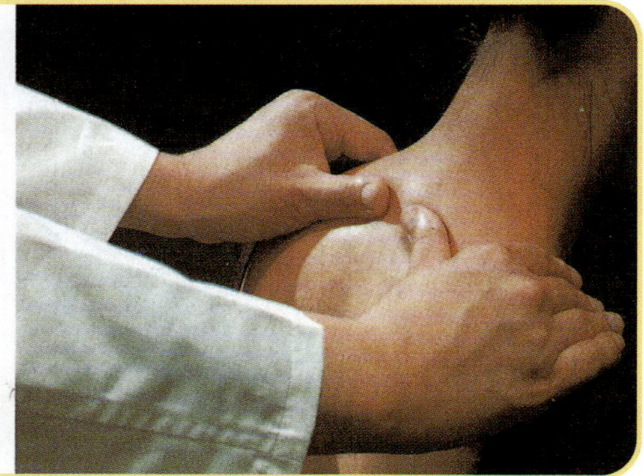

〈사진 40〉

어깨 마사지

11장
임산부와 어린이의 스트레스 해소

사람의 건강과 성격 형성은 인생의 초창기에 결정된다고 할 수 있다. 이는 성장기 후에는 인간의 개성이 너무나 강하여 외부의 영향을 적게 받기 때문이다. 개념적으로 본다면 성숙적 발달은 지속적 적응의 한 현상이며 또한 좌절을 이기기 위한 재적응이나 환경의 변화에 대한 도전이라 할 수 있겠다.

부모들은 어린이들이 갖고 있는 유일한 잠재력을 능력껏 발휘할 수 있도록 신체적으로나 감성적으로 적당한 환경을 만들어주고 싶어 한다.

부작용 없이 스트레스를 극복할 수 있는 능력은 유전적 요인에 의해 좌우될 수도 있겠지만 아동기의 주위 환경에 의해 크게 영향 받으며 부모의 역할에 따라서도 달라질 수 있다. 부모는 아동기에 어린이의 성격 발달에 적합한 환경을 제공해야 하는 큰 책임을 갖고 있으며 또한 평상시의 긴장과 스트레스에 적응할 수 있는 능력을 갖게 하는 데도 중요한 역할을 해야 한다.

부모들은 자식들의 첫 실수로 절망하기 전에, 인생은 두 번의 기회가 있다는 사실을 인식할 필요가 있다. 출발이 순탄하지 않은 인생에게는 어려움이 따를 확률이 크지만 친구나 스승의 감화뿐만 아니라 성인이 되고 결혼을 하고 부모가 되는 인간지대사가 새로운 인생의 출발 계기가 될 수 있음을 명심해야 한다.

●●● 출산 전

삶이란 출산으로부터 시작되는 것이 아니라 임신하는 순간부터 시작된다. 임신 후 2주만 되어도 태아는 자궁 내에서 반응을 보이기 시작한다. 그러므로 인생은 수태하는 순간부터 시작되는 것이다.

산모의 신체 조건, 감정 상태, 섭취하는 약을 위시한 여러 가지 음식은 우리가 어머니의 뱃속에서 보냈던 시절의 주요 환경 요인이다. 산모가 임신 기간 중 거의 감정적 문제없이 조용하고 편안하게 보냈다면 그녀의 아기 역시 차분하고 조용한 성격을 갖고 태어날 것이다. 다소 유전적 요인에 기인하지만 신생아의 성격은 임신 당시 산모가 보낸 평화로운 환경과 밀접한 관계가 있다고 한다.

●●● 태아는 산모의 감정에 영향을 받는가?

대부분의 산모는 동물을 무서워하기 때문에 몽고반점을 갖고 태어난다는 아이들에 대한 많은 전설과 미신에 대한 얘기를 듣게 된다. 산모의 심한 감정 기복은 태아의 신체적 반응에 영향을 미친다는 사실이 실험적 근거에 의해 증명되고 있다. 더욱이 과학자들은 임신 기간 중 산모의 장기적인 감정적 갈등은 신생아들이 긴장과 불안에 민감하게 반응케 한다는 사실을 밝히고 있다.

민감하다는 용어는 어린이가 반드시 불안해하거나 신경질적으로 된다는 것이 아니다. 어린이의 불안은 출생 후 환경에 의해서도 영향을 받는다는 사실을 의미한다. 미국의 손타Sonta 박사는 산모가 정신적 스트레스를 받아 불안해지면 자궁 내 태아의 신체 활동이 100%나 증가되고 출산 시 체중은 대체로 정상 수준 이하로 감소한다고 보고한 바 있다.

또 다른 연구들은 신생아의 편안하지 못한 행동과 신경질적인 울음이 산모의 감정적 스트레스와 깊은 상관이 있음을 시사하였다. 감정은 주관적인 것이어서 단지 우리가 어떻게 느끼는지를 알 수 있을 뿐, 다른 사람이 느끼는 경험을 완전히 알 수는 없다.

과도한 불안과 긴장은 혈관을 순회하는 여러 가지 호르몬의 농도를 증가시키는데, 이것들은 태반을 통하여 태아에 직접 전달될 수 있다. 따라서 산모의 불안한 느낌이 특히 장기적이고 심할 경우 태아에게 큰 영향을 미칠 수 있다.

이러한 사실은 산모가 이완 운동을 해야 될 좋은 이유가 된다. 산모는 이러한 사실을 깨달았을 때 바로 이완 운동을 시작해야 한다. 이는 산모와 태아의 평화롭고 차분한 상태를 위해 필요하다.

임신을 확인하기 위해 병원에 들렀던 산모가 임신 사실을 확인하자마자 곧바로 이완 훈련에 참가하여 큰 효과를 거두었다는 얘기를 들을 수 있다. 훈련의 강의 내용은 불안과 공포를 해소하기 위해 임신, 직장생활에 대한 정보 그리고 토의로 구성되어 있었다.

이완 훈련은 산모가 임신 기간 중 일반적인 피로를 느끼고 감정적으로 예민해졌을 때 바로 적용할 수 있도록 가능하면 일찍 학습하는 것이 좋다. 이완 기술은 신생아실에서뿐만 아니라 어린이에게 조용한 분위기를 느끼게 하는 곳이면 어디에서든지 실시할 수 있으며, 출생 전과 후 계속해서 산모의 피로와 긴장을 해소하기 위해 실시할 수 있다.

●●● 출생

아이를 갖는다는 것은 어머니들에게는 가장 중요한 신체적 경험이라 할 수 있다. 또한 아버지들에게는 이전까지 느껴볼 수 없었던 심오한 감정적 상태를 경험케 한다. 따라서 출산 준비는 단지 발생할 수 있는 신체적 상황에 대한 준비뿐만 아니라 부모들의 감정 상태의 변동에도 대비하는 것이어야 한다.

흔히 병원에 입원하는 경우, 진료비의 부담도 클 뿐더러 환자의 감정이 무시될 수 있다. 특히 불임의 경우 감정적인 문제에 의해 나타나는 수도 있다고 한다. 고도의 의술을 갖추고 있는 병원일지라도 때로는 본의 아니게 산모의 느낌에 무관심할 수 있다. 정상적인 생활을 방해받는 산모는 출산 직후 행복한 마음이 감소되며 어려움이 따른다는 보고도 있다.

노동을 하는 여성에게 있어서 노동은 태아에게 영향을 주며 아빠 역시 마찬가지이다. 과도한 작업과 책임감으로 긴장된 산모는 자신의 긴장 정도의 조절이 임무 수행의 부실과 직결된다고 믿는 나머지 아기를 갖는 것을 거부할 수도 있으며 남편을 원망할 수도 있다. 또 어떤 어머니들은 이완된 느낌 자체를 좋게 보지 않기 때문에 그런 느낌을 갖지 않도록 노력하기도 한다.

또한 사랑을 가장하여 사랑하지도 않는 아이를 다루면 아이는 부모의 느낌에 민감하게 반응한다. 어린이가 인식하는 것은 손동작이나 신체적 접촉 등을 통해서 나타날 수 있다. 만약 어머니가 안절부절못하고 긴장하거나 적대감을 갖고 있다면 아이도 안절부절못하며 안정되지 못할 것이다.

반면 출산 준비를 잘한 산모나 즐거운 마음으로 직장생활을 하는 산모들의 경우 상황이 다르다. 대체로 노동은 깊은 정서적 만족감을 주며 무서움보다 즐거운 경험을 극대화시켜준다. 부모들이 하나가 되어 움직이며 가족 모두가 잊을 수 없는 기억으로 더욱 친밀해진다면, 이는 아기에게 아주 바람직한 출발을 보장하는 것이다.

오늘날 많은 병원들과 의원들은 출산 전 임산부교실을 개설하고 있으며 때로는 산부를 위한 교실도 개설한다. 여기에 소개되어 있는 방법을 임신 전에 배워둔다면 산모는 매우 건강한 출발을 할 수 있을 것이다.

●●● 출산 후

모든 산모는 출산 후엔 의기양양해지며 산고를 치른 안도감과 새로운 생명을 얻은 희열에 젖어 사랑스런 신생아를 품에 안아보고 싶어 할 것이다. 가능하면 자주 신생아와 접촉하는 것이 아이에게 좋다. 일부 병원은 출생 직후 어린이가 산모와 접촉하는 것을 권장하고 있는데 이 과정은 출생 후 신생아가 처음으로 모유를 먹게 하는 데 매우 중요한 것으로 간주되고 있다.

아이를 데려갈 때는 모든 것에 대해 냄새를 맡을 수 있도록 깨어 있는 상태로 있게 하는 것이 바람직하며 아이를 생각해서 흥분된 마음을 진정토록 노력해야 할 것이다.

그러나 병원 생활은 매우 바쁘고 소음이 심하며 일찍 잠자리에서 깨어야 된다는 것을 기억하고 수면을 충분히 취할 수 있게 한다. 되도록 밤이나 오후 휴식 시간에 이완 훈련을 하라. 만약 방문객이 많아 피곤하다면 방문자의 수를 주저 없이 줄여야 한다.

●●● 출산 후 불쾌감

일반적으로 산모들은 출산 후 3~4일이 지나면 출산 후유증을 경험하게 되는데 집에서보다 병원에서 출산하는 경우 더욱 심하다고 한다. 아무 이유 없이 우울증에 빠지는 것이다. 이러한 우울증은 출산 후 수면 부족 등에 의해 나타날 수도 있고, 신체의 호르몬 수준의 갑작스런 변동에 의해 일어날 수도 있다. 어떤 경우에는 호르몬 수준의 변동에 따른 생리적 반응에 의해 더욱 심각한 불쾌감을 경험할 수 있다.

이러한 상태는 전문의의 도움을 필요로 하며 친척과 친구들의 이해 또한 중요하다. 이러한 느낌을 억제하려고 노력한다든지 의사의 진찰을 회피하는 것은 현명한 일이 아니다.

유아와 엄마가 상호관계 속에서 살아가기 위해서는 엄마와 아이는 서로 몸을 접촉시키며 많은 시간을 보내는 것이 좋다. 엄마는 아이의 욕구를 채워주며 아이는 사랑을 느끼게 하는 행동으로 반응한다. 아이는 사랑스럽게 엄마의 눈을 쳐다보기도 하며 엄마는 그에게 따뜻한 미소를 보낸다. 엄마의 손동작이 부드럽게 변하며 아이는 의미 있는 손발 동작을 취한다.

유아와 어머니 간의 상호관계에 대한 최근의 연구는 서로의 대화는 시간적 간격 없이 서로 동시에 반응함을 시사하고 있다. 그러나 이것은 다만 어머니가 이완되어 있거나 그녀의 느낌이 편안할 때 그리고 아이가 즐거울 때 나타난다고 한다.

우리들은 서로 친밀해지면 대화 없이도 의사전달이 가능하다는 것을 잘 알고 있다. 아이와 엄마 간에 정서적 조화를 이루면 아이는 엄마가 바라는 행동 패턴을 형성하기 시작한다. 그러나 이것은 엄마가 밝은 마음으로 아이와 즐겁게 지낼 수 있도록 충분히 이완된 상태에 있어야 가능하다.

산모는 퇴원 후 쉽게 피로를 느끼며 호르몬 수준의 변동에 의해 감정적으로 과민해질 수 있다. 이런 경우 인내하고 시간을 들여 이를 극복하도록 노력해야 한다.

●●● 이완을 위한 시간

의식적으로 준비된 이완은 매우 중요하지만 모든 산모는 출산 직후가 가장 바쁜 시간이라 이완을 위한 노력을 할 수 없다고 생각한다.

하루 중 이완하기에 가장 적당한 시간을 찾아라. 이완에 대한 부담을 갖지 마라. 그 자체를 즐겨라. 결국엔 가족들의 도움이 필요할 것이다.

단 10분간의 이완 동작이라도 피로와 한적함에서 오는 불안을 감소시킬 것이다. 너무 오래 실시하는 것이 무리라 생각된다면 부엌에서 일하는 시간을 활용할 수도 있다.

아이에게 젖을 먹이기 전에 잠시 동안 이완해야 하는데 이는 다리를 받치고 거실이나 안락의자에 앉아서도 행할 수 있다. 아이에게 젖을 먹이는 동안에는 이완된 방법으로 아이를 안아라. 남편들도 산모처럼 부드럽게 아이를 안을 수 있어야 된다. 음악을 들을 수 있게 하는 것 등 그리고 일종의 출산 후 운동도 추가할 수 있다. 특히 바닥에서 행하는 골반 수축 운동 등이 좋다.

●●● 수면

임산부들은 심란하여 잠을 설치는 경험을 하기도 하지만 대부분은 빠르게 적응한다. 그러나 심각한 불면에 시달리는 경우에는 이것에 대한 충분한 대비가 절대적으로 필요하다. 어떤 아기는 다른 아이보다 더 자주 그리고 시끄럽게 울기 때문에 세심한 주의가 필요하여 산모들은 잠을 설치게 된다.

이러한 상태가 너무 오래 지속되면 우울증과 초조감이 발생할 수 있다. 가능하다면 아이가 잠자는 동안 침대에 일찍 들어가고 아이가 일어날 때까지 우유를 주지 않는 것 등을 하루 정도 실시해보면 쉽게 잠이 들 수 있는 이완 상태가 될 수도 있을 것이다.

수면이 힘을 저축하기엔 너무 많은 것이 아닌가 또는 회복될 수 있을까 하는 식으로 잠에 대해 의심을 갖지 마라. 잠의 부족은 실제로 많은 문제를 유발할 수 있으니 심할 경우 의사와 면담을 하는 것이 좋다.

어린이를 위한 운동

부모가 서로 따뜻한 관계에 있고 주변 환경이 조용한 경우 아이들이 세상을 편안하고 안정적으로 느끼는 데 도움이 된다. 이것에 덧붙여 어린이의 기본적인 감정적 욕구에 다음과 같은 사항이 고려되어야 한다.

- 안정이 절대적으로 필요하다
- 애정을 주고받는 것이 필요하다
- 책임감
- 부모, 선생님 그리고 친구들에 의한 개인적 가치의 인식 및 자아감
- 신체적·정신적 능력 발달을 위한 놀이 기회 등이 요구된다.

어린이의 요구에 대한 사항이 위에 열거되었지만 그들은 이 외에 다른 많은 사항도 우리에게 요청한다. 이러한 감정적 욕구를 다 충족시켜줄 수는 없으나 어린이가 불안하고 겁을 먹게 되면 더욱 많은 시간이 든다.

아이가 성장함에 따라 아이의 편안함에 대한 책임감이 커지므로 이완 기술에 의한 이점을 더욱 절감하게 될 것이다.

●●● 이완 놀이

나이가 좀 든 어린이에게 이완과 긴장과의 차이를 인식할 수 있도록 가르치는 신체적 활동은 많이 있다. 먼저 다음과 같이 "늘어뜨리고", "강하게", "부드럽게", "단단하게", "세게" 등의 말을 한 뒤 "이것은 긴장이다.", "이것은 이완이다." 하는 식으로 설명해준다. 이렇게 함으로써 아이들은 이완을 시도한 즉시 이완할 수 있게 된다.

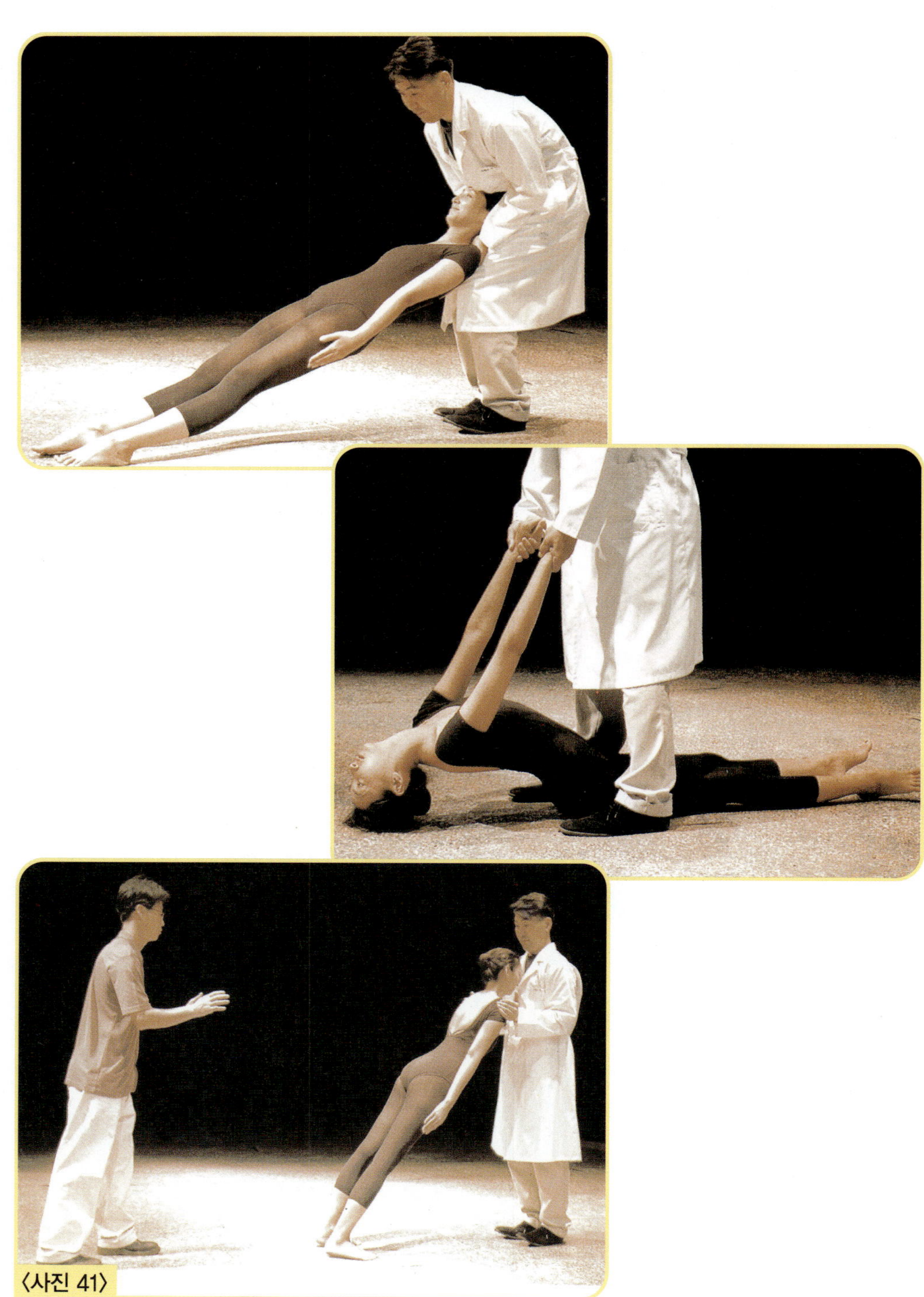

〈사진 41〉

부모와의 이완 놀이

●●● 천식과 호흡 곤란

이완 훈련은 기침과 천식 증세를 갖고 있는 아이들에게 도움을 줄 수 있으며 특히 불안과 흥분으로 떠는 아이들에게도 효과가 있다.

바닥에 누워 무릎을 굽히고 배 위에 손을 얹고 등을 편안히 기댈 수 있는 자세로 연습하면 된다. 배가 천천히 그리고 부드럽게 올라갔다 내려오는 식으로 호흡을 아주 편안하고 천천히 실시하라. 중요한 것은 호흡을 할 때 가슴이 움직여서는 안 된다는 것이다. 어린이는 작은 인형 같은 것을 배 위에 올려놓고 인형이 올라갔다 내려갔다 하는 것을 보면서 실시하면 더욱 흥미를 보일 것이다.

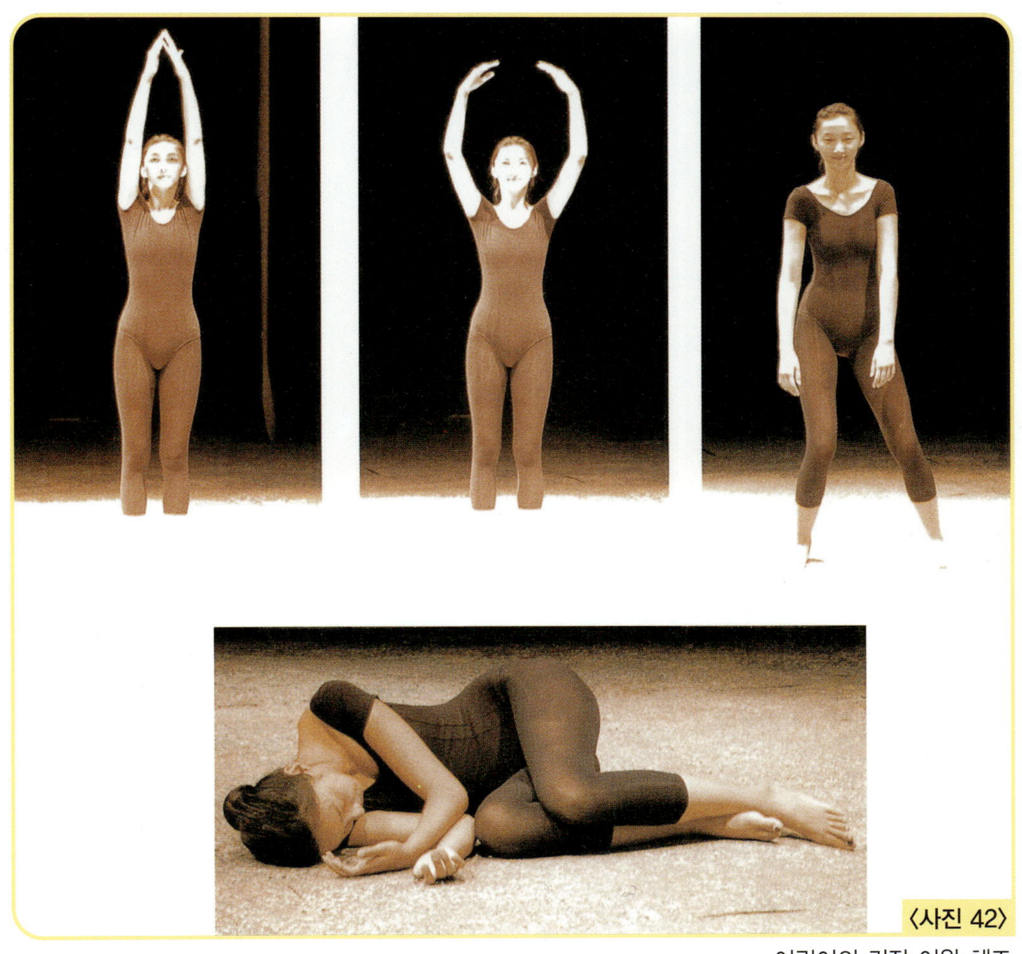

〈사진 42〉
어린이의 긴장 이완 체조

115

만일 어린이가 무릎을 굽히다가 팔꿈치를 낮춘다거나 무릎 받침 같은 것을 만지작거린다면 호흡하는 데 어려움이 있을 것이다. 복부가 받침대 때문에 너무 압박되어서는 안 된다. 또한 어린이에게 혼자서도 이완 운동을 할 수 있다는 것을 인지시킴으로써 효과를 더욱 높일 수가 있을 것이다.

●●● 긴장 상황

만약 주사를 맞는 상황이라면 이완과 호흡을 실시함으로써 주사바늘이 들어갈 때 불안과 불편함을 줄일 수 있을 것이다. 좀 더 자란 어린이는 시험에 대한 불안감을 해소하기 위해서 이완 기술을 적용할 수 있을 것이다.

부모와의 관계

부모와 자라나는 자식 간의 관계는 항상 상호 만족이어야 한다는 아주 낭만적인 견해가 있는데, 이는 잘못된 것이다. 현명한 아이들조차도 장난이 심할 수 있듯이 자식과 부모의 관계도 때로는 지겨울 수도 있으며 전혀 예상하지 못한 또는 서로 만족할 수도 없는 관계에 있을 수도 있다.

성장 과정의 한 부분으로서 아이들은 피할 수 없는 갈등과 함께 부모로부터의 독립을 갈구하며 결국은 부모 자식 간에 충돌이 생길 수도 있다.

임산부는 출산 전후 산모를 위한 산모교실이나 가족교실에 참가하는 것이 바람직하다. 산모교실에서는 매주 산모의 체형이 정상적으로 돌아올 수 있는 운동과 잠을 못 자 매우 피곤한 산모를 위한 장기적 이완 훈련을 실시하며 그들 가족과의 성공적 관계를 위한 토론도 한다.

관심이 있는 산모들은 그들이 원하는 교과서적인 행동을 하지 않는 어린이에 대한 원망과 증오심을 극복하기 위해 아이들에 대한 태도를 더욱 친근하고 부드럽게 하는 것을 볼 수 있다. 그들은 미워했던 느낌에 대한 죄의식 때문에 어린이들에게 사랑과 관심을 더 쏟게 된다. 이들은 이러한 경험을 주위에 권장하여 큰 보람을 느낀다. 이들은 이러한 경험이 불안을 줄이고 누적된 긴장을 이완시키는 데 좋은 처방이라고 인식하고 있다.

여러분이 자식들 때문에 너무나 화가 나거나 큰소리를 지르고 싶은 충동을 느낄 때는 계단을 오른다든지 정원을 걷는다든지 등의 운동을 하라. 혼자 있으면 자신에게 "그만." 또는 "안 돼." 등의 말을 해라. 그리고 나서 깊게 숨을 들이마시고 다시 천천히 내쉬어라. 그러면서 손과 팔을 이완시켜라.

여러 번 반복하고 다시 얼굴과 어깨를 같은 방법으로 이완시켜라. 호흡을 고요하게 실시하며 그 상황을 극복하도록 노력하라. 또한 평소보다 더욱 느리게 행동하고 말해라. 여러분은 곧 그러한 상황을 해결할 수 있을 것이다.

스트레스를 받고 있을 때 스스로에게 "그만."이라고 말하여 모든 스트레스 반응을 멈출 수 있는 방법을 연습을 통해 익혀라. 이완을 실시하는 기간 중 이완에 의해 기쁜 감정을 느낀다면 정상적으로 이완 훈련에 성공한 것이다.

가끔 어린아이들은 그들 부모에게서 받는 어떤 압박감을 할머니와 함께하는 시간을 통해 해소하려고 한다. 아장아장 걷기 시작하는 아이들과 할머니와의 관계가 진정한 이완 기술의 하나라고 말할 수 있겠다.

12장
행복한 노년을 위한 스트레스 해소

정년퇴직은 매우 큰 스트레스라 할 수 있다. 정년퇴직을 하면 오랜 연륜과 경력의 소유자로서 일에 대한 책임감과 압박감, 감독하는 입장에서나 감독을 받는 입장에서의 되풀이되는 긴장, 일과 동료들 간의 관계, 출장 여행 시의 스트레스 등에서 하루아침에 해방이 된다.

그러나 정년퇴직은 거의 20여 년을 더 생활해야 될 퇴직 후 생활의 시작이라 할 수 있다. 때문에 노후생활에 대해 준비가 없는 사람은 정서적으로 큰 상처를 입게 된다. 모든 사람은 일에 대한 명확한 목적을 갖는데 그들은 만족감을 얻지 못할 것이며 현실적으로 준비를 못한 상태에서 변화에 직면하게 될 것이다.

가정주부들은 노령자의 식단에 더욱 많은 신경을 써야 할 것이다. 그래도 때로는 자존심을 크게 손상시킬 수 있을 것이다. 어떤 퇴직자는 아주 좋지 않은 저항적 변화를 경험할 수도 있으며 또한 어떤 경우에는 소외된 이방인처럼 느끼고 행동하는 퇴직자도 있을 것이다.

인생에 있어서 이러한 예상치 못한 변화에 의해 유발된 충격은 여러 가지 신체적 반응을 유발할 것이다. 고령으로 인하여 질병이 생긴다고 하지만 사실 많은 경우 주요 환경 변화에 따른 스트레스에 대한 지속적 반응의 결과이다.

은퇴 후 노후생활을 미리 설계한 사람들은 노후를 인생을 보상받는 시간으로서 매우 보람 있게 보낼 수도 있다. 그들은 전보다 더 바쁘게 생활하며, 여러 가지에 관심을 갖게 될 것이고 지금 배우고 있는 새로운 기술, 다른 사람과의 사교적 관계의 강화, 새로운 사회적 교제, 공공생활을 위한 서비스 등을 통하여 기쁨을 만끽할 수 있다. 전에 없이 더욱 바빠지겠지만 그들은 자기들의 페이스대로 그들의 일을 선택하는 여유를 가질 것이며 또한 일에 대한 부담 없이 전보다 넉넉한 마음으로 일을 처리할 수 있다.

따라서 은퇴에는 계획과 준비가 필요하며 새로운 시각으로 인생을 바라볼 수 있는 유연한 자세가 필요하다. 나이 드는 것을 조용하게 받아들이고 그간 쌓아온 경험과 지혜가 큰 이점이요, 재산이라고 생각하는 사람들은 인생에 대해 더욱 이완되고 편안한 태도를 갖게 될 것이다. 이것은 나이 든 당사자에게만 해당되는 것이 아니라 주위에 있는 모든 사람들에게도 적용된다. 남의 말을 경청할 수 있는 여유를 갖고 결코 초조해하지 않으며 큰 불만 없는 조부모들은 자라는 손주들을 더욱 부드럽게 대할 수 있다.

노인들은 다른 사람의 이야기를 경청할 수 있어야 하며 갑작스런 사태에 유용하게 대처하는 데 매우 특별한 방법을 알아야 한다. '새로운 기술로는 늙은 개를 가르칠 수 없다.'는 속담이 있지만 이건 옛말이 되었다. 나이가 많은 사람들도 노력만 한다면 얼마든지 새로운 기술을 습득할 수 있다. 새로운 생각에 몰입할 수 있으며 학습에 열광적으로 심취할 수도 있다. 그들은 비록 진도는 매우 느리겠지만 더욱 신중하고 생각이 깊을 것이다.

노인들이 일찍이 이완법을 익히면 매우 많은 혜택을 얻을 수 있을 것이다. 생활에 적용할 수 있는 유용한 신체적 기술뿐만 아니라 복잡한 인간관계와 지겨운 긴장 상태를 해소하는 법을 배우면 보다 젊은 사람들을 깨우치는 데 도움을 줄 수 있고 또한 자신의 지식을 얻는 데도 도움을 얻을 수 있을 것이다. 또한 몸을 회복시키기 위한 휴식을 취하거나 참기 어려운 고통이나 통증을 극복하는 데도 도움을 얻을 수 있을 것이다.

그러나 그들의 신체적 한계는 피할 수 없다. 따라서 그저 적당한 움직임도 감각적인 규칙적 운동이라면 도움이 될 수도 있다. 이완 운동과 물건을 신중히 들어올리는 기술에 의한 규칙적인 활동과 휴식의 균형에 주의하면 작은 운동으로도 큰 효과를 얻을 수 있다.

노인들에게는 그들이 행할 수 있는 만큼의 활동이 요구된다. 수영은 특히 좋으며 최소한 발을 들어올리는 운동도 약간의 효과가 있다. 만약 활기가 있다면 걷는 것도 매우 좋은 운동이므로 팔을 이완시킨 채 의기양양하게 걸으면 된다. 이와 같은 운동은 장시간 동안 수축을 지속한 근육의 긴장을 풀어주는 데 도움을 주며 순환계에도 도움을 줄 것이다.

너무 무리한 운동은 삼가고 운동량을 적절하게 조절하되 과하다고 생각될 때는 과감히 중단해야 한다. 간단한 운동이라도 근긴장을 회복시키고 활동하는 데 도움이 될 것이다.

이완 운동을 하자

●●● 손 운동

할 수 있는 한 손가락을 쫙 펴라. 그리고 다시 구부려라. 손가락 전부를 동시에 구

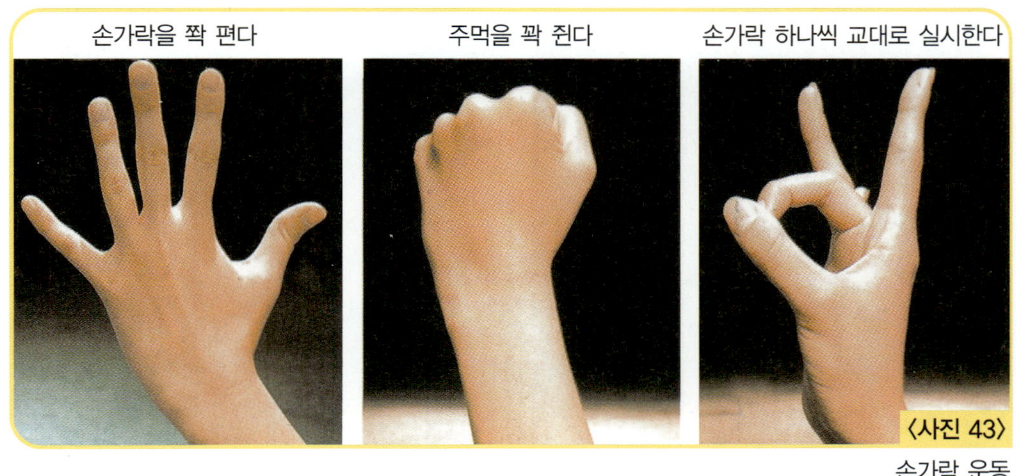

손가락 운동

부리고 또한 손가락 하나씩 하나씩 펴보아라. 그리고 손을 느슨하게 한 뒤 흔들어라.

●●● 무릎 운동

책상 끝에 앉아 이완된 상태에서 무릎을 계속 앞뒤로 흔들어라. 아침에 일어나자마자 침대에 걸터앉아 실시하면 많은 도움을 얻을 것이다.

●●● 허리 운동

허리 운동은 복근의 긴장과 허리 통증으로부터 벗어나게 해준다. 의자 위에 앉아 발을 바닥에 고정시켜라. 그리고 한쪽으로 몸을 굽혀 손이 바닥에 닿게 하라. 몸을 앞쪽으로 굽히거나 들지 말고 리드미컬하게 운동을 실시하라. 뼈에서 우두둑 소리가 나거나 그런 느낌이 들더라도 걱정하지 마라. 그것을 무시해도 몸에는 손상을 입지 않을 것이다. 그러나 심하게 아프면 의사의 진찰을 받아야 한다.

기다란 바를 이용한 운동을 실시할 수도 있다. 발을 서로 붙이고 선 다음에 전방이 아닌 양쪽으로 허리를 굽혀라. 바를 어깨에 좌우로 비틀면서 한 방향씩 교대로 흔들어라. 이때 얼굴은 중앙에 있어야 된다. 눈은 감고 무릎을 가볍게 붙이고 발은 바닥에 고정시킨 채 실시해야 한다.

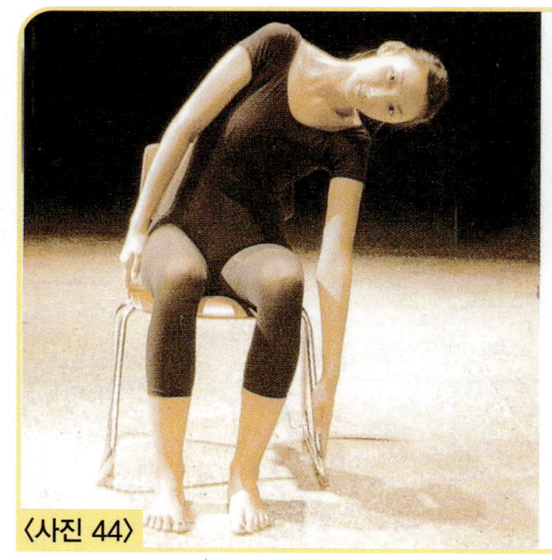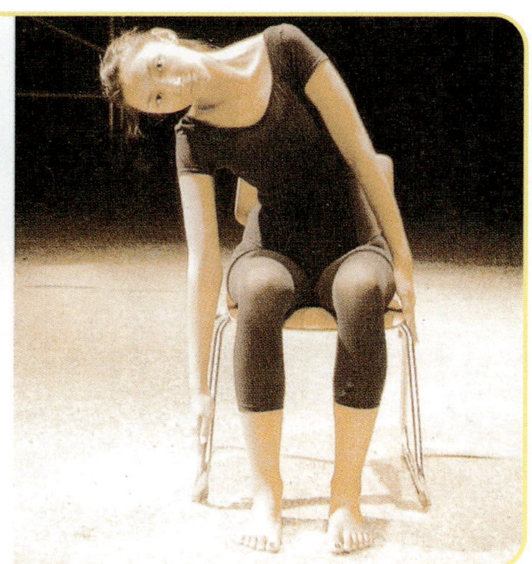

〈사진 44〉
허리 운동

의자 선택의 중요성

도서관 등에 너무 오래 앉아 책을 보면 스트레스를 받을 수 있다. 특히 활동적인 사람은 가능한 한 누워 지내는 시간을 줄여야 한다. 누워 있는 것보다는 앉아 있는 것이 낫고 그보다는 활동하는 것이 더욱 좋다. 따라서 새로운 의자를 사는 것은 은퇴 후 노후생활을 준비하는 데도 매우 중요한 문제라고 생각된다.

가능하면 스스로 선택한 의자에 앉아 자세에 따른 차이를 경험하라. 계속 같은 자세로 앉아 있지 말고 자세를 변화 있게 조절하며 앉아서 시간을 보내는 것이 좋다. 의자는 등 특히 허리 아래 부분을 잘 받쳐야 한다.

머리를 받치기 위해서 충분히 높은 등 받침대가 필요하며 팔을 받쳐줄 수 있고 어깨에 부담을 주지 않는 부드러운 팔 받침대도 필요하다. 의자의 모서리가 무릎 안쪽의 부드러운 살에 닿지 않는 것이 좋다. 가능한 한 부드러운 것을 이용하며 자유자재로 움직일 수 있는 것이 좋다. 또한 등의 쿠션도 필요하다.

수면

나이가 많은 사람은 젊은 사람보다 잠이 적다고 한다. 하지만 노인들은 여러 가지 불편함으로 인해 밤에 잠을 자지 못하기 때문에 오히려 많은 잠이 필요할지도 모른다. 이러한 수면 부족은 잠깐씩의 낮잠을 통해서 보충하는 것이 현명하다.

만약 밤에 잠을 자다가 깬다면 먼저 이완 운동을 실시하라. 그러면 바로 잠을 이룰 수 있을 것이다. 그래도 잠이 오지 않으면 독서를 한다거나 무엇인가 유용한 일을 해라. 낮에 잠을 보충할 수 있으니 걱정할 필요는 없다. 그리고 다시 침대에 돌아와 누우면 빨리 잠이 들 것이다.

낮에 너무 많이 졸면서 시간을 보내는 사람은 밤에 잠을 못 자는 것은 당연한 것이다. 이들 노인은 이미 필요한 만큼의 잠을 잔 것이다.

특히 노년에는 죽음에 대한 비통함과 허무감이 스트레스로 작용하기 마련이며 가까운 가족, 친구의 죽음이 가장 큰 스트레스원임을 부인할 수 없다. 사별, 특히 장기간 보호를 받은 사람과의 이별은 감정적으로 매우 큰 영향을 준다.

우리의 문화에서는 죽은 사람을 애도하는 중요성을 강조하고 있다. 대개 다른 사람과의 만남을 피하며 슬픔으로부터 탈출을 부끄럽게 생각한다. 애도는 중요하고 필요한 것이지만 우리가 빨리 슬픔에서 벗어나는 것도 중요하다고 본다. 처음에는 믿어지지 않고 큰 충격으로 고통을 받지만 이러한 현실을 극복하는 지혜와 용기가 필요하며 죽음의 원인에 대해 신중하게 숙고해볼 필요도 있다.

앞날을 위해 우울증에서 벗어나고 사회적 관계를 더욱 원활히 하도록 노력해야 한다. 적당한 애도와 친구들의 도움은 새로운 삶을 시작하거나 의욕을 갖는 데 도움이 될 것이다.

13장
스트레스 해소와 식품

훌륭한 영양 공급이 건강 생활에 기여한다는 것은 잘 알려진 사실이다. 하지만 어떤 섭식 습관은 실질적으로 생체에 해를 주기도 한다. 특정 음식물의 경우 교감신경계를 직접적으로 자극하거나 피로 상태를 유발하여 신경성 흥분을 증가시킴으로써 교감신경성 스트레스 반응을 유발하여 일상생활의 스트레스를 가중시키기도 한다.

스트레스에 관여할 수 있는 수많은 섭식 습관이 있지만 여기서는 보다 일상적인 몇 가지만을 검토해보기로 한다. 이들을 가리켜 스트레스 유발성 식품이라고 한다.

교감신경 자극제는 교감성 스트레스 반응을 일으키는 화학물질이다. 많은 음식이 자연적으로 이러한 교감신경 자극성 물질을 내포하고 있다. 이러한 음식들은 몸에 스트레스 반응을 일으키는 유발원이 된다. 스트레스 반응의 정도는 섭취한 화학물질의 양에 비례한다.

미국인들의 식습관에서 교감신경 자극성 스트레스 유발원은 크산틴 약물군에 속하는 화학물질인 카페인이다. 크산틴은 신진대사를 증가시키고 높은 각성 수준과 활동 상태를 일으키는 강력한 암페타민 흥분제이다.

그것들은 다른 활동들 중에서 심장 박동수를 높이거나, 혈압을 올리거나, 심장 박동에 따른 산소 소모를 증가시킬 수 있는 스트레스 호르몬을 방출시킨다. 극단적이고 지속적인 스트레스 호르몬의 분비는 심장 조직을 파손시켜 심근 경색을 일으킬 수 있다.

카페인과 스트레스

커피는 미국인의 식사에서 가장 많이 소모되는 카페인의 근원이다. 14세 이상의 미국인들은 하루에 평균 세 잔 이상의 커피를 마신다고 한다. 약 170cc의 끓인 커피 한 잔에는 평균적으로 108mg의 카페인이 포함되어 있다. 하루에 250mg 이상의 카페인을 섭취한다는 것은 지나친 것으로 볼 수 있으며, 이는 인체에 좋지 않은 영향을 줄 것이다.

만약 단번에 20잔의 커피를 마신다면 목숨이 위험할 수도 있다. 커피를 지나치게 많이 마신 경우에 가장 흔하게 나타나는 부작용으로는 불안, 설사, 부정맥불규칙적 심장박동, 주의력 상실 등이 있다. 공복에 커피를 마시면 커피 속에 함유된 천연유와 조합된 펩신이 위벽을 자극할 수도 있다.

그 외에도 크산틴 흥분제의 섭식원으로는 홍차, 콜라, 초콜릿 및 코코아가 있다. 약 170cc짜리 한 잔의 홍차에는 테오브로민과 티오피린 같은 다른 종류의 크산틴뿐만 아니라 약 90mg의 카페인이 들어 있다. 그러나 홍차에는 커피에서 발견된 자극성 기름은 없다.

콜라와 소다수도 약 340cc짜리 캔이나 병에 50~60mg의 카페인을 함유하고 있다. 또한 약 28.4cc짜리 초콜릿에는 약 20mg의 카페인이 들어 있다.

콜라, 코코아 그리고 초콜릿은 어린이들이 좋아하는 것이다. 어린이의 몸은 어른들보다 화학적 작용제에 대한 내성이 약하기 때문에 권하지 않는 것이 좋다. 이런 식품을 지나치게 섭취하면 불안을 증가시키고 어린이들의 학습 효율성을 감소시키므로 해로운 영향을 미친다는 사실이 분명하게 밝혀졌다. 또한 많은 교사들도 카페인이 아동들에게 미칠 수 있는 과잉행동 효과가 있다는 것을 알고 있다.

일반적으로 아동이 약 170cc 정도의 커피를 마시면 과잉신진대사, 즉 신진대사 체계를 과도하게 자극하는 효과가 나타난다. 어른들이 한 시간에 세 잔 정도의 커피를 마실 경우 이는 위장 장애를 일으키거나 스트레스에 의한 자극 가능성을 증가시키는 동시에 행동에도 악영향을 준다. 하루에 아동이 2~3병 이상, 어른이 4~5병 이상의 콜라를 마신다는 것은 지나친 것이다.

초콜릿은 카페인이 적게 들어 있는 반면, 칼로리가 높고 영양가가 낮다는 다른 결점들을 가지고 있다. 그래서 하루에 어린이의 경우는 2개 이상, 어른의 경우는 4~5개 이상의 초콜릿을 먹으면 지나친 것이라고 볼 수 있다. 이러한 일반적인 한계점은 다른 음식물 섭취량과 함께 고려해서 계산된 것이다.

많은 사람들은 커피나 홍차 대신, 국산차나 박하차 같은 초본성 음료를 즐긴다. 그것들을 보통의 차와 섞지 않는다면 카페인 함유량이 전무하다. 초본성 차는 커피처럼 위벽을 자극하지 않으며, 어떤 것은 실제적으로 보통 차의 흥분성과는 정반대로 진정 효과를 나타낸다.

비타민과 스트레스

또 다른 스트레스 유발성 식습관으로 비타민의 고갈을 들 수 있다. 스트레스를 받을 때는 신경계와 내분비계가 원활하게 기능을 발휘할 수 있도록 하기 위해 특정 비타민이 고도로 요구된다. 여기에는 비타민 C와 비타민 B복합체, 특히 비타민 B_1티아민, B_2리보프라빈, 나이아신, B_5판토테닉산, B_6피리독신하이드로클로라이드 및 콜린이 포함된다.

비타민 B_1, B_5 그리고 B_6의 결핍은 불안 반응, 우울증, 불면증과 심장혈관의 약화를 일으키는 반면, 나이아신의 결핍은 위장 장애와 근육 약화의 원인이 되는 것으로 알려져 있다. 이처럼 이들 비타민 B복합체는 스트레스 반응에 중요하다. 그것들이 고갈되면 스트레스 유발원에 대한 대처 능력이나 내성이 저하된다.

또한 비타민은 스트레스 반응의 실제적인 유발 과정에서 중요한 역할을 한다. 비타민 B_1, B_2와 나이아신은 스트레스에 반응할 때 탄수화물 대사와 글루코오스 생성 과정에서 담당하는 역할 때문에 매우 다량으로 요구된다.

더욱이 비타민 B₅, C 및 콜린은 스트레스에 반응하는 동안 분비되는 부신 호르몬을 만들어내는 데 필수적이다. 그러므로 오랫동안 지속되는 과도한 스트레스는 이들 비타민을 고갈시키고, 스트레스를 받기 쉬운 요인을 제공하며 비타민 B군 결핍에 따라 나타나는 부작용을 일으킬 것이다.

필수적인 비타민 B군을 고갈시키는 주요 식품 성분은 정제된 백설탕이다. 케이크, 파이, 과자 및 캔디 같은 설탕이 들어간 식품은 좋은 에너지원이긴 하지만, 그 외에는 다른 이점을 가지고 있지 않다. 그러나 설탕이 에너지로 사용될 수 있도록 하기 위해서는 신체는 비타민 B군을 갖고 있어야 한다. 이들 비타민을 필요로 하는 대부분의 음식은 신진대사를 위해 비타민을 빌려오지 않으면 안 된다.

설탕은 신체 내의 비타민 B군의 차입을 일으키므로 이렇게 빌려오는 일이 자주 일어나고 신체가 영양이 있는 음식이나 영양 보충 또는 비타민 B원을 충분히 섭취하지 못하면 비타민 B 결핍증에 걸리게 된다. 또한 불안, 흥분 및 전반적인 신경질이 나타나게 된다. 스트레스 호르몬을 생산하는 데 비타민 사용이 급증하게 되므로 스트레스 상태에서는 비타민 고갈이 더 심화된다.

비타민 B 고갈에 관여하는 또 다른 음식은 가공된 소맥분이다. 미국에서 사용하는

각종 음식에 들어 있는 설탕량

음식	크기	티스푼 설탕*
초콜릿	보통 크기 1개	7
초콜릿 케이크	1/12케이크(두 층)	15
도넛	3 ″ (지름)	4
아이스크림	1/2컵	5~6
셔벗	1/2컵	6~8
사과파이	1/6중간파이	12
체리파이	1/6중간파이	14
호박파이	1/6중간파이	10
탄산수	12oz.	9

*100grams 설탕=20TS(티스푼)=400칼로리

대부분의 소맥분은 밀을 분쇄하여 고운 가루로 만드는 강철 롤러를 사용하여 처리된다. 그리하여 이런 밀가루는 빵을 굽는 데 사용하는 백분으로 표백되어 마카로니, 스파게티, 흰 빵 등이 된다.

로젠버그Rosenberg는 기계화하여 낱곡식을 처리하게 된 것이 미국인들의 식사의 질을 하락시켰다고 시사한 바 있다. 여러 가지 처리 과정이 '비타민 B 복합체의 대다수, 비타민 E 그리고 칼슘, 인, 염소 및 마그네슘과 같은 필수 무기물을 포함하여 적어도 22가지의 중요한 영양분'을 제거시키는 것 같다.

실제로 가공되는 과정에서 손실된 비타민과 무기물을 첨가하기 때문에 밀가루 제품이 가공되는 과정에서 어느 정도 영향을 받는지는 정확히 알 수는 없다. 로젠버그Rosenberg는 비록 가공 과정에서 손실된 영양소를 보충했다 할지라도 그런 음식물들은 몸에 있는 비타민 B를 빼앗고, 칼슘과 다른 무기물 대사를 교란하여 비만증을 일으키는 등 신경계에 손상을 입힌다고 하였다.

이러한 논쟁에도 불구하고, 필수 비타민을 충분히 섭취할 수 있도록 보장해주는 한 가지 방법은 천연식품을 많이 먹어 균형 잡힌 식사를 하는 것이다. 만약 그렇게 하기가 곤란하면 비타민제를 복용토록 한다. 의사의 처방이 없이도 약국에서 쉽게 우수한 비타민 복합제를 살 수 있으며, 대부분 값도 저렴하다. 종합 비타민은 보다 비싸지만 천연 비타민 못지않게 몸에 유용하다.

어떤 비타민을 지나치게 많이 복용하면 독성을 나타낼 수 있는데, 특히 유용성 비타민 A, D, E 그리고 K 등은 몸 안에 축적될 수 있기 때문에 그러하다. 그러나 여러분이 섭취하는 음식에 충분한 비타민이 결여되어 있다고 생각하거나 과도하게 스트레스를 받고 있다고 느낀다면 비타민제를 복용해 볼 만하다.

어떤 제약회사들은 스트레스 반응 때문에 고갈되는 비타민이 많이 들어 있는 특수 스트레스 비타민 캡슐을 시판하고 있다. 식이요법으로 보충을 하거나 식사를 다르게 바꾸려 한다면 의사에게 자문을 구하는 것이 좋다.

다음 표는 성인들이 과도한 스트레스 반응을 하는 동안 신체에서 고갈되는 영양분의 1일 허용치RDA로 권유할 수 있는 정도를 나열한 것이다.

스트레스와 관련된 비타민의 성인 허용치(RDA)(mg)

티아민	1~1.5
리보플라빈	1.3~1.7
나이아신	13~18
판토테닉산	0.5~10
피리독신염산	1.5~1.8
콜린	불명
비타민 C	45~60

*100grams 설탕=20TS(티스푼)=400칼로리

다음은 위와 같이 선택된 영양분에 대한 일반적인 보충 범위를 열거한 것이다. 표에는 보충에 따른 부작용이 제시되어 있지 않기 때문에, 어떤 비타민이건 간에 RDA를 초과하기 전에는 전문의에게 항상 자문을 구해야 한다.

스트레스와 관련된 비타민의 1일 보충 범위(mg)

티아민	2~10
리보플라빈	2~10
나이아신	50~5000
판토테닉산	20~100
피리독신염산	4~50
콜린	100~1000
비타민 C	250~5000*

*1일 500mg 이상 복용 시 역효과를 나타낼 수 있음

기타 스트레스 유발 식품

또 다른 스트레스 유발성 식습관으로 저혈당 현상을 들 수 있다. 저혈당이란 혈액 속의 당분이 적은 상태를 말한다. 저혈당 상태가 되면 매우 안절부절못하고 참을성이 없게 되어 정상 자극들도 심한 스트레스 유발자원이 된다. 실제로 이런 증상들은 사람들의 스트레스 내성을 저하시킨다. 이는 배고플 때 역정을 내는 사람들에게서 통상

적으로 찾아볼 수 있다.

저혈당의 원인으로는 여러 가지가 있지만, 섭식 행동과 직접적으로 관련된 두 가지가 가장 많은 관심을 끌고 있다. 반응성 저혈당증은 제한된 시간 내에 설탕 섭취를 많이 해서 일어나는 저혈당증 유형이다. 당분이 많은 식사를 하거나 심지어는 당분이 많은 음식을 급히 먹는 경우 저혈당 반응을 일으킬 수 있다.

기능성 저혈당증은 식사를 거를 때 나타나며 설탕을 섭취함으로써 악화될 수 있다. 또한 장기간에 걸쳐서는 밤새울 때단식에 혈당 수준이 낮아진다.

저혈당을 유발하는 섭식 행동에 따른 과정은 저혈당증에 앞서 과혈당증이 선행하기 때문에 다소 역설적이다. 처음에 설탕 섭취가 많아지면 혈액 속의 당 수준이 높아지는 현상이 일어난다. 이렇게 높은 혈당 수준은 인슐린 분비를 자극하고1~2분 이내에, 인슐린은 과도한 당분을 모든 신체 조직으로 흡수하게 한다. 그러므로 기능과 활력이 전적으로 혈당에 의존하여 중추신경계를 위해 선택적으로 당분을 남겨두지 않는다.

일반적으로 혈당 수준이 혈액 100ml당 60mg 이하 수준으로 떨어지면 안절부절못하고 불안해하며 피로감 같은 증상을 느끼게 된다.

높은 당분 섭취에 대한 극단적인 사례에서는 저혈당 증상이 단기간 내에 일어날 수 있으며 구토, 비틀거림, 분명치 않게 뒤섞어 말하는 언어 장애 및 현기증 같은 심한 장애를 보인다. 극단적인 저혈당 쇼크는 혼수상태에 빠뜨리고 사망에 이르게 하기도 하지만 이런 상황은 보통 췌장 종양이나 당뇨병에서 나타나는 인슐린 쇼크 같은 근원적인 질병이 있을 때 일어난다.

지속적으로 당분 섭취를 많이 하거나 다른 생리적 조건 또는 간의 저혈당증에 기인한 저혈당 수준은 아침의 불쾌감과 쿠키, 크래커, 캔디 또는 드링크제 같은 설탕 제품을 맘껏 먹고 싶은 배고픈 기분을 계속해서 느끼게 한다.

많은 미국인들이 아침식사로 젤리, 도넛 또는 매우 달게 만든 곡류 수프만을 먹기 때문에 아침나절의 저혈당이 스트레스 상황에 대한 반응을 증가시키고 수행 능력을 저하시킨다. 설탕을 많이 섭취하거나 또는 단순한 공복 시에는 오후나 또는 다른 때라도 동일한 상황이 일어난다.

저혈당 스트레스와 글루코코티코이드 스트레스를 피할 수 있는 가장 좋은 방법은 설탕과 가공식품이 최소한으로 들어 있는 균형 잡힌 식사를 하는 것이다.

스트레스 유발성 식사에 관한 논의에서 다루어지는 네 번째이자 마지막 사항은 염분의 섭취에 관한 것이다. 소금소디엄 클로라이드은 체내 수분의 균형을 관장하는 데 매우 중요한 무기물이다. 소금에 있는 나트륨 이온은 체내에 수분을 유지하도록 하기 때문에 식염이나 나트륨 함량이 높은 음식을 많이 먹으면 과도하게 수분을 보유케 된다. 과도한 수분 보유는 일반 신경조직이나 대외조직의 신경을 더욱 긴장시킨다.

또한 지나치게 수분을 많이 보유하면 대개는 혈압이 상승하게 된다. 많은 사람들에게 있어서 스트레스 반응에 대한 가장 대표적인 현상이 혈압 상승이다. 그러나 지나친 수분 보유 때문에 어떤 사람의 혈압이 이미 어느 정도 상승되어 있다면 스트레스를 받는 동안의 혈압 상승은 위험 수위에 오르게 될 수도 있다. 그래서 뇌일혈, 심장마비 혹은 만성적 혈압 상승의 위험성을 증가시키거나 또는 만성화시킨다.

신체는 염분을 저장할 수 있는 능력이 있다. 그러므로 1일 생존에 필요한 양은 비교적 낮은 편이다1mg 이하. 하지만 대다수의 사람은 하루에 4~8g의 소금을 섭취한다. 이 정도의 섭취가 높은 수준이라는 것은 우리가 음식에 보통으로 쳐서 먹는 소금의 양이 0.1g임을 고려한다면 쉽게 이해할 수 있을 것이다. 그러나 모든 사람들의 식성에 차이가 있기 때문에 의사의 자문 없이 소금 섭취를 급격하게 제한해서는 안 된다.

다음 표에서는 염분이 많이 함유되어 있는 음식물을 열거하였고, 그 다음 표에서는 식염 대용으로 사용할 수 있는 염분이 적게 함유되어 있는 양념들을 나열해 놓았다. 널리 알려져 있는 소금 대용물이 많이 있다. 가장 많이 사용되고 있는 것 중 하나가 포타시움 클로라이드이다. 여러분은 상업상의 대용 식품으로 바꾸어 스트레스 요인이 되지 않으면서도 소금과 같은 맛을 내는 것들을 얼마든지 찾을 수 있을 것이다.

스트레스를 조절하려고 영양 섭취 행동을 의식적으로 조작하는 것을 영양공학이라고 한다. 영양공학은 스트레스 조절을 위한 매우 좋은 방법이 될 수 있다. 여러분은 그런 방법을 이용할 수 있으며 자신이 직접 섭식에 의한 스트레스 조절 프로그램을 제작할 수도 있을 것이다.

염분량이 많은 음식

대부분의 통조림 음식물 : 고기, 수프, 스튜, 사우어크라우트
돼지고기로 만든 음식물 : 햄, 베이컨, 소시지, 핫도그
스낵 : 프레첼, 팝콘, 포테이토칩
치즈 종류: 가공 치즈, 치즈딥, 스낵치즈스프레드
양념들 : 겨자, 케첩, 피클, 연육소, 땅콩버터
간이음식점에서 파는 음식물
베이킹소다(소디움바이라보네이트로 티스푼당 1000mg의 염분이 들어 있다).

결론적으로 가공식품은 천연식품보다 훨씬 많은 염분을 포함하고 있다.

저염분 식사에 사용되는 양념들

아몬드 추출물	진저	파프리카	월계수 잎
레몬	파슬리	캐러웨이 열매	타임
고추	고추분	메이플 추출물	피망
산파류	박하	세이지	계피
겨자	참깨씨	정향	너트메그
백리향	코코넛	오렌지주스	바닐라 추출물
카레	오레가노	식초	

　마지막으로 고려해볼 수 있는 것은 흡연이다. 영양 섭취 측면에서 다루는 것이 어울리지 않는 것처럼 보일지 모르지만 식사와 흡연은 여러 가지 공통점이 있기 때문에 논의해볼까 한다.

　흡연자는 보다 많은 양의 비타민 E와 C를 섭취해야 하며 날마다 담배 연기를 맡아야 되는 사람 역시 마찬가지이다. 흡연이 우리에게 미치는 해로운 영향에 대한 연구는 실로 많다. 여기에서는 흡연을 못하게 하려는 것이 아니고 단지 흡연이 스트레스를 받는 데 어떻게 기여하는지에 관해 개관해 보는 것이다.

　담배에는 니코틴이 들어 있다. 카페인과 마찬가지로 니코틴은 교감신경 자극성 화학물질로 앞에서 언급한 바와 같이 교감신경계를 통해 부정적인 효과를 미친다. 따라서 니코틴 역시 스트레스 반응을 야기한다.

　니코틴은 직접 담배를 피움으로써, 다른 사람들이 피우는 담배 연기를 맡음으로써

133

혹은 엽연초를 씹음으로써 체내에 유입될 수 있다. 니코틴은 부신을 자극하여 스트레스 반응, 즉 심장 박동, 혈압, 호흡수를 증가시키고 혈류에 지방산과 포도당의 분비를 자극시키는 호르몬을 분비하도록 한다.

흡연은 생리적 또는 사회심리학적으로는 스트레스 반응을 나타내지는 않는다. 다시 말하면 흡연자와 앞 장에서 논의한 바 있는 수많은 사회심리학적 스트레스 유발원들 중 어느 하나에 직면하고 있는 사람은 생리적으로 동일한 상태를 보일 것이다.

한 가지 차이점은 만성적 흡연자의 신체는 이런 유발 상태가 그에게는 정상 상태가 될 정도로 끊임없이 고양된다는 점이다. 니코틴의 자극 효과가 없으면 가벼운 우울증을 보이고 그것을 회복하기 위해 추가로 니코틴을 필요로 하는 불안한 기분을 일반적으로 갖게 된다.

만성 흡연 습관이 진전됨에 따라 니코틴에 대한 스트레스 내성은 증가되고 해로운 스트레스 관련 효과는 어느 정도 줄어들지만 담배 연기의 성분은 흡연자의 호흡기에 계속 영향을 미칠 뿐만 아니라 비흡연자에게도 영향을 미친다. 비흡연자는 니코틴에 대한 내성을 유도하지 못하기 때문에 담배 연기 자체가 작업 능률을 감소시킬 수 있다. 담배 연기가 자욱한 환경은 비흡연자 결근율을 증가시킬 수도 있다.

따라서 흡연은 흡연자에게는 심리적으로 해로운 반응일 뿐 아니라 신체적으로는 흡연자와 비흡연자 양자의 건강과 작업 수행에 해로운 결과를 야기할 수 있다.

14장
스트레스와 여성 생리

본 장은 남성들에게도 도움이 되겠지만 주로 여성들을 위해서 쓴 것이다. 여성은 일생 동안 여성호르몬 분비의 주기적 변동을 피할 수 없다. 강한 여성호르몬인 에스트로겐estrogen은 자궁에서부터 태아가 성장하고 여성으로서의 성징이 나타나게 하는 데 영향을 미친다. 생리 기간이 끝난 배란기 끝 무렵에도 여성은 호르몬의 영향을 더욱 받게 된다.

여성들은 생리 기간 중에 일어나는 신체적, 감정적 상태의 변화에 잘 적응하여야만 한다. 언제나 일어나는 일은 아니지만 생리 초기에는 호르몬 분비의 균형이 비교적 서서히 깨지기 때문에 임신이 가능할 수도 있다.

생리 주기는 뇌하수체에 의해서 시작된다. 여성의 두 가지 성호르몬, 즉 에스트로겐과 프로게스테론progesterone은 난소에 의해 영향을 받으며 복잡한 뇌하수체에서 방출되는 호르몬과 상호작용하여 매달 임신이 가능하도록 하는 것이다.

많은 여성들이 생리와 관련된 불쾌감과 임신에 대한 두려움을 느낀다. 생리와 임신은 분명히 삶을 와해시키는 심각한 신체적, 감정적 반응을 유발하는 스트레스이다. 모든 것에 신경질적 반응을 보이는 것은 아니지만 어떤 스트레스에 대한 생리적인 반응은 스스로가 쉽게 인지할 수 있을 것이다.

생리 전 증상에 대한 우리들의 이해 정도는 아직 초보단계이지만 최근 돌턴Dalton 박사에 의해 많은 것이 규명되고 있다. 카운슬링에 관한 수많은 저서를 집필한 그는 생리주기의 효과에 대한 이해를 한층 증진시켰다. 그녀는 생리 전 증상을 세계적으로 공통된 질병으로 기술하였다.

에스트로겐과 프로게스테론의 불균형에 의해 많은 여성들은 과도한 각성과 긴장과 피로가 혼합되어 규칙적으로 고통을 받는다. 매달 8일 동안 어떤 여성들은 지겨움, 우울증, 피로와 실수 등을 경험한다. 주로 생리가 시작되기 전 며칠과 생리가 끝난 뒤 1~2일에 이러한 증상들이 나타난다.

이 시기에는 사고의 위험성이 증가되고 여성 범죄가 늘어난다. 또한 생리적 변화도 나타난다. 체내 수분의 축적이 체중을 늘리고 몸이 붓는 느낌을 갖게 한다. 또한 관절에는 통증이 나타나고 허리가 아프며 우울증과 두통도 나타난다.

생리 전 긴장은 의학적으로 도움을 받을 수는 있지만 호르몬 수준의 불균형과 스트레스 증상은 심각하게 증가된다. 이러한 경우 이완 기법은 호르몬에 의한 변화를 싫어하거나 생리주기의 복잡성에 대처하지 못해 오랫동안 심리적 불안을 경험하는 여성들에게 도움이 된다.

만약 생리 전 긴장감으로 고통을 받는다면 6개월 정도 생리기간에 대하여 기록을 해두자. 비슷한 증상이 나타날 때마다 도움을 얻을 수 있을 것이다. 이렇게 된다면 생리 전 며칠 동안 보다 즐거운 생활을 할 수 있을 것이며 매일 이완 훈련을 즐겁게 실시할 수 있을 것이다. 이완 훈련을 실시함으로써 나머지 생리 주기에도 좋은 기분을 느낄 것이다.

그러나 어떤 여성들은 생리기간 동안 예측하지 못한 마음의 흥분과 동요를 느끼기도 하는데, 이 경우 특히 이완 훈련이 필요하다. 생리 전 긴장을 경험하는 많은 여성들은 그들의 고조된 감정적 동요를 조절하기 위해서 이완 훈련을 실시하고 있다.

생리불순

    일부 여성들은 월경이 시작될 때 통증을 경험한다. 학자들은 생리 전 긴장은 높은 수준의 에스트로겐이나 프로게스테론과 관계있다고 말한다. 돌턴Dalton 박사는 이러한 월경불순은 생리 외에 나타나는 증상과는 다르다고 했다.

    일반적으로 생리의 처음 기간에는 통증이 없다. 이 기간은 배란기 전이며, 그 후에는 하복부가 콕콕 찌르는 것처럼 통증이 나타날 수 있으며 다른 신체 내부기관도 통증이 있을 수 있다. 경련은 계속되는 것이 아니고 파도처럼 나타나는데 통증은 현기증, 구토 그리고 얼굴이 극도로 창백한 상황 등을 일으킬 수 있다. 이러한 통증은 또한 일을 많이 해서 나타나는 통증과도 비슷하다. 심각한 경우에는 의사의 도움이 필요하다. 일반적 통증은 호르몬 수준의 변동과 높은 각성 수준 그리고 스트레스에 의해 나타난다.

    경련 통증이 나타날 때 온수로 마사지 등을 하면 치료될 수 있는데 장시간의 이완 운동은 더욱 효과적이며 특히 소녀들이 잠들지 못할 때 그 효과가 크다. 처음 경련이 있을 때 천천히 숨을 들이마시며 완전히 이완해야 한다. 또한 복부 근육을 이완시키면서 상체를 가볍게 일으켜 세운다. 통증이 더욱 심할 때는 호흡을 빠르게 한 뒤 다시 천천히 반복하며 실시하면 통증은 사라질 것이다.

    허리 쪽의 통증이 심하면 손으로 허리 아래 부분을 누르면서 앞뒤로 손을 움직이며 이완 운동을 실시하라. 일반적으로 감정은 내분비선에 의해 영향을 받지만 반대로 대부분의 내분비선도 감정에 따라 그 활동이 변한다. 따라서 이완 기술을 공부하는 데 있어서는 이러한 선을 조절할 수 있는 방법을 고려하여 실시해야 할 것이다.

폐경기에 대처하는 자세

    폐경기는 대부분의 여성들이 생식능력을 상실할 때 나타난다. 45~55세일부 여성들은 더욱 일찍 나타남의 여성들에게서 나타나는 것이 보통이다. 난소가 호르몬 생산을 중지할 때 다른 기관이 호르몬 균형을 유지하기 위한 활동에 관여하는데, 특히 부신수질이 깊이 관여한다.

이러한 상황에 신체가 적응하기에는 약간의 시간이 걸리고 어떤 호르몬은 너무 많이 생산되고 어떤 호르몬은 너무 적게 생산이 된다. 신체의 거의 모든 균형은 점차적으로 유지되지만 일부 여성들이 경험하는 불안의 원인이 되는 조절기 동안의 일시적 불균형 상태는 이러한 호르몬 농도의 변동에 기인한다.

대부분의 여성들은 아무런 문제가 없는데 사실 그들은 운이 좋은 것이다. 다른 여성들은 가벼운 증상에서부터 심한 증상까지 다양하게 경험하는데, 이러한 원인은 아직 수수께끼로 남아 있어 명확히 이해가 어렵다. 또한 이러한 증상들은 세계 어느 곳에서나 공통적으로 나타나며 그 정도도 매우 다양하다.

가장 공통적인 증상이라 할 수 있는 것은 얼굴 부분의 고열이다. 이러한 증상은 가볍고 일시적일 수도 있지만 가슴과 얼굴 부분에 열이 확산되며, 심각한 여성은 생리 때마다 스웨터를 입어야 되고 수면도 불규칙하게 된다. 이러한 증상은 혈관의 직경을 유지하는 혈관 운동 중추의 불규칙성 기능에 의한 것이다. 이것은 예상할 수 없으며 가벼운 스트레스나 지겨움 등에 의해서 갑작스럽게 확산될 수 있다.

여성들은 가끔 심각한 권태로움을 느끼면서 모든 것에 집중할 수도 없게 된다. 열이 오르기 전 여성들은 긴장과 불쾌감을 느낀다. 이러한 증상이 지나가면 일반적인 이완감이 나타난다. 이것은 피곤함을 동반하지만 곧바로 적응한다면 정도가 심각하지는 않을 것이며 구토나 우울증도 사라질 것이다. 실제로 난소에 의해 생성되는 호르몬이 부족하여 그것을 보충하기 위해 예외의 아드레날린을 이용한다는 사실을 인지한다면 이완 운동이 왜 유용한지를 쉽게 알 수 있을 것이다.

또 다른 증상으로는 여성들이 쉽게 놀라는 것이다. 이러한 증상은 일시적이지만 그 자체에 대한 불안이 문제이다. 갑작스럽게 기억이 없어지는 증상도 있다. 이러한 증상은 보통 우리가 경험하는 일반적인 망각과 다른데, 이 경우 한 시간 전에도 잘 알고 있던 사람의 이름을 기억하지 못하기도 한다. 어떤 여성은 자신감을 상실하여 효과적으로 어떤 일을 수행하지 못하여 순간적이지만 잠시 동안 어떤 것을 인지할 수 있는 능력을 상실한다.

피로는 파도 형태로 힘이 완전히 빠져버린 상태로 다가오며 예상할 수도 없는 것이다. 이것 역시 일시적인데, 안정과 이완된 기분 대신 긴장된 마음을 갖게 하며 모든 일에 자신을 잃게 한다.

성관계는 폐경기 후 꼭 줄일 필요는 없다. 호르몬 생산이 줄어들어 여성의 질이 건조하고 신축성이 없어지는데, 때때로 크림을 이용하면 도움이 될 것이다. 이 시기에 또한 민감한 감정을 갖게 될 것이다.

어떤 여성은 그들 자신이 아무런 이유 없이 잘 울거나 하찮은 농담에도 매우 화를 내기도 하며 또 이러한 반응에 매우 심할 정도로 죄의식을 갖기도 한다. 그들은 때때로 호르몬의 변화에 따라 어린애처럼 행동하기도 한다. 우울증이 여러 번 반복되면 문제를 야기할 수 있다. 또한 충분한 수면을 취해야 한다.

호르몬 재생을 위한 치료는 몇몇 나라에서 매우 유행하고 있지만 많은 부작용이 있다. 그것은 여성들에게 유감스럽게도 그리 큰 도움을 주지 못했다. 따라서 많은 여성들은 이완 운동 등을 이용한 자연스러운 신체적 운동을 통해서 문제를 극복해야 할 것이다. 이완 운동은 분명 신체의 호르몬 균형을 유지해주고 완전한 휴식을 취할 수 있게 할 것이다. 따라서 폐경기에도 전보다 더욱 즐거운 생활을 영위할 수 있다.

15장
어디서든 할 수 있는 이완 운동

실제로 일상생활에 이완 운동을 적용하여 큰 성과를 얻을 수 있는 경우는 많다. 처음에는 주의 집중이 잘 되지 않으며 실제로 이완되었는지도 쉽게 알 수 없고, 또는 새로 배운 이완 기술이 실효가 있는지에 대해 의문을 갖게 될 것이다. 하지만 이러한 생각을 가진다는 것 자체가 이완 운동의 일부분을 이미 일상생활에 조금씩 적용하고 있다는 것을 의미한다.

운전할 때

공격적이거나 좌절감에 싸인 채 운전하는 것은 그 자신이나 다른 사람에게 매우 위험한 일이다. 교통사고는 죽음이라는 위험을 초래할 뿐만 아니라 또 다른 문제도 야기한다. 공격적인 상황에서는 체내의 스트레스 화합물, 특히 놀 아드레날린 등이 분비된다.

이것은 심장과 혈관에 큰 영향을 미치는데, 운전을 할 때 심장 박동은 분당 최고 200회까지 올라갈 수 있고 시내에서 운전하는 일부 기사들은 거의 이 정도에 도달한다. 그들은 운동을 할 기회가 적기 때문에 스트레스적 감정 상태를 해결할 기회가 적다.

공격적인 상태에서는 어깨가 수축되고 구부러지며 몸이 앞으로 숙여진다. 또한 이빨이 꽉 다물어지고 손은 핸들을 꼭 잡게 된다. 이러한 상태는 근육의 피로와 목의 긴장을 가속화하는 것이다. 어깨 근육의 이완은 등이 잘 받쳐진 상태에서 턱과 얼굴 부분의 근육을 이완함으로써 가능하다.

교통이 혼잡하여 시간이 지연될 때 가끔 깊게 천천히 숨을 들이쉬고 강하게 내뱉어라. 팔은 편안히 무릎에 내려놓아라. 가능하면 어깨에 힘을 빼고 올렸다 내렸다 해라. 그러면 목이 편안해지며 즐거운 여행을 할 수 있을 것이다.

만약 화가 잔뜩 나거나 격앙된 상태라면 문제가 발생할 가능성이 많으니 즉시 집으로 돌아가 운전하기 전에 상태로 몸을 완전히 이완시킨 뒤 다시 운전을 하는 것이 좋다. 2분간의 이완 운동이라 할지라도 도움이 될 것이지만 10분 정도 실시하는 것이 더욱 효과적이다.

손님으로 다른 차를 탈 때 말을 많이 하는 것은 위험한 일이다. 운전자를 위하여 조용히 해야 할 것이며 스스로 혼자 이완 운동을 실시하라. 그러면 긴 여행에도 피로를 적게 느낄 것이다. 흔히 장거리 여행 후 심한 우울증과 두통으로 고통을 받는 사람을 볼 수 있다. 이러한 두통도 여행을 할 때 부드러운 이완 운동과 여러 번의 휴식을 통해 줄일 수 있다.

어린이들은 운전자가 산만하지 않도록 주의해야 할 것이다. 대부분의 부모들은 여행을 할 때 아이들에게 게임을 하거나 무언가 활동을 하기를 바라지만 갑자기 급정거를 하게 될 경우 문제가 발생하는 것은 당연한 일이다. 따라서 운전자를 산만하게 해서는 안 되며, 운전자는 뒤에 있는 아이들을 자주 돌아봐서도 안 된다는 규칙을 명심해야 할 것이다.

주부의 이완 운동

쇼핑 후엔 항상 피곤이 뒤따른다. 피곤하다고 느끼기 전에 잠시 동안 휴식 시간을 갖는 것이 좋다. 또한 물건도 교대로 팔을 바꿔가면서 들어라. 만약 쇼핑을 할 때 어깨와 등 윗부분이 아프다면 거의 근긴장에 의한 결과이기 때문에 쇼핑 전에 이완 운동을 실시하는 것이 좋다. 이것은 순환 능력을 증진시키며 근육이 쉽게 피곤해지는 것을 막아준다.

집에서 이완 운동을 실시할 때 등을 받친 채 하라. 가사일도 가능하면 활동적이고 리드미컬하게 하라. 오늘날의 가정용 장비들은 편하기는 하지만 운동량을 감소시킨다. 하루에 10~20분 동안 완전히 이완하는 계획을 세워라.

전화 받을 때

전화도 가끔 스트레스를 유발하기 때문에 이완이 필요하다. 고혈압 환자를 위해 이완 운동을 가르치는 한 저명한 의사는, 혈압 수준을 낮추는 데 각성 수준을 이완시키는 기술이 가장 효과적이라 하였다. 전화를 걸고 응답을 기다리는 동안에라도 손을 자유롭게 하고 또한 호흡을 조절하는 것과 같은 이완 운동을 천천히 실시해보라.

전화벨이 울릴 때는 스트레스 반응이 일어나는데 전화를 받기 전에 잠시 마음의 여유를 가져라. 목소리를 가라앉히는 방법을 이용하라.

사무실에서

의자에 앉은 채로 또는 책상 위에 팔을 올려놓고 그 위에 머리를 기대고 잠시 휴식을 가져라. 여유가 있다면 한 15분 정도 마루에 누워 있어도 좋다. 시간을 낭비하는 것이 아니다. 오히려 10분 동안의 휴식이 여러분의 능력을 증가시킬 것이다.

기타

●●● 사회모임

일부 젊은 사람들은 사회적 모임에 참여하는 것을 매우 난처하게 생각한다. 그들은 파티에 머무르면서도 사교적인 대화와 놀이 같은 것을 하기를 싫어한다. 그러나 호흡을 가다듬고 어깨의 근육을 이완시키는 등의 이완 기법을 이용함으로써 긴장 해소에 도움을 얻을 수 있다.

이완된 상냥한 모습은 모든 사람들에게 편안한 마음을 갖게 하며 모든 문제를 더욱 쉽게 해결할 수 있게 한다. 또한 만나는 다른 사람들을 쳐다보며 질문을 할 수 있는 준비를 해라. 필요하다면 남의 말을 경청하는 것도 중요하다. 만약 파티의 주최자로서 손님을 맞이하는 경우라면 손님이 도착하기 전 약 10분 정도 이완 운동을 실시하라.

●●● 신체적 기술

대부분의 일류 보디빌더들은 어떤 형태로든지 이완 운동을 실시하는데, 그들은 적절치 못한 근긴장을 간질간질한 느낌으로 감지한다. 체계적인 이완 훈련은 이러한 불필요한 긴장을 해소시키며 수행 능력에 있어서의 불안도 극복할 수 있게 할 것이다.

●●● 스포츠

공격성과 각성의 정도는 일부 종목에서만 필요하다고 생각할 수 있겠지만 우수한 선수들은 자기의 게임에서는 더욱 중요하다고 말한다. 그들은 이완된 즐거움 속에서 운동을 수행할 수 있다. 불필요한 근긴장은 신체적 기술을 방해하지만 사전의 완전한 이완 운동은 불안 극복에 도움을 준다. 또한 강력한 운동 후 회복에도 도움이 된다고 알려져 있다.

일반적으로 수영은, 특히 따뜻한 물속에서의 비경쟁적 수영은 바람직한 이완법이라 할 수 있다. 만약 물에 대한 두려움이 있다면 사지를 이완시키고 호흡을 조절한 뒤 보조물을 가지고 물에 들어가라. 물에 대한 즐거움과 이완법은 어린 시절에 자연적으로 배우는 것이 바람직하다.

이상의 열거한 기술 외에도 여러 가지 상황에서 다양한 방법으로 적용될 수 있을 것이다.

16장
불면증과 두통

불면증

  일찍이 글렌버그Glenberg는 모든 살아 있는 동물체가 요구하는 휴식과 활동 사이의 균형과 자연스러운 수면이 함께하는 깊은 이완에 대해 설명한 바 있다. 모든 동물에게 수면은 필요 불가결한 것이다. 육식동물은 오랜 수면 시간을 갖지만 그들의 먹이들은 잠을 많이 자지 않으며 오랜 시간 활동한다.

  인간도 비슷한 면이 있지만 동물과는 많은 차이가 있다. 어떤 사람은 6시간을 채 자지 않아도 상쾌하게 일어날 수 있는 반면 어떤 사람은 10시간을 자고도 충분하지 않다고 느낀다. 그 이유는 명확히 알려져 있지는 않지만 짧게 자는 사람들이 효과적으로 자는 것은 분명하다. 왜냐하면 짧은 시간에도 그들은 소모된 활력을 충분히 보충할 수 있기 때문이다. 또한 이것은 수면을 양적인 측면보다 질적인 측면에서 다루는 이유이기도 하다.

  효과적으로 수면을 취하는 사람은 REM안구운동 수면과 NO-REM비안구운동 수면 사이에 적절한 균형을 이루는데, 이러한 두 형태의 수면 간의 균형의 파괴는 생체 내 회복 기능에 큰 차이를 보인다고 한다.

대부분의 사람들은 환경의 변화, 다른 침구, 잡음, 추위, 곤혹스런 시험 등에 의해 수면을 취하지 못한다는 사실은 잘 알려져 있다. 밤에 피로한 상태로 지내게 되면 잠자기를 원하면서도 잠을 못 이룬다거나 머리를 베개에 대기만 해도 잠에서 깰 수 있으며 여러 생각이 함께 떠올라 괴로움을 당한 끝에 잠이 든다.

잠의 상실은 권태와 때로는 우울증까지 유발할 수 있다. 잠을 못 이루는 가장 큰 원인은 불안이며, 이른 기상 시간은 우울증과 관계가 있다고 한다. 따라서 문제를 해결하기 위해선 편안한 감정을 갖는 게 무엇보다 중요하다. 그러나 가끔 너무 과도한 열망과 각성은 불면증을 야기하는데, 이는 이완에 의해서 충분히 해결할 수 있다. 또한 잠잘 때 이를 가는 현상bruxism도 이완 운동에 의해 해결할 수 있다.

만약 불면증이 있다면 이는 분명히 생활에 타격을 줄 것이다. 수면제를 장기간 복용한다고 해결될 일이 아니다. 진정제나 과다한 알코올 섭취 등은 수면 단계에서 중요한 꿈을 꾸지 않게 한다고 한다.

불면증을 극복하기 위해서는 자신감을 가지고 이완 운동을 실시하는 훈련을 쌓아야 한다. 불면이 일시적인 증상이라 할지라도 이완 훈련은 수면을 조절하고 밤의 완전한 수면의 기쁨을 누릴 수 있도록 도와줄 것이다.

●●● 불면의 생리적 원인

잠자는 기간에도 소화는 계속되기 때문에 이런 현상은 무엇보다도 잠을 설치게 만든다. 늦은 밤 많은 양의 음식을 섭취하는 것은 불면을 유발시킬 수 있으며 특히 흥분된 상태나 걱정이 있거나 너무 피곤할 때는 소화에 영향을 미치기 때문에 더욱 잠들지 못하게 된다.

불면증 환자들은 밤늦게 특히 커피나 차를 마시는 것을 삼가야 한다. 혈관을 자극시키는 성분을 포함하고 있는 음식 역시 잠을 빼앗아 갈 수 있다. 이러한 종류의 음식으로는 코코아, 치즈, 초콜릿, 붉은 와인 등을 들 수 있다.

반면 따뜻한 것은 잠을 자는 데 도움이 되며 특히 우유는 마음을 진정시킨다고 한다. 약간의 알코올도 도움이 되지만 너무 취한 상태는 자연적 수면을 박탈할 것이다.

적당한 온도, 부드러움, 편안한 침대허리가 아픈 사람은 단단한 것이 좋다, 어두운 조명 등이 갖춰진 방이 가장 좋지만 실제로 이러한 조건을 완벽하게 갖춘다는 것은 쉬운 일이 아니다.

잡음이 규칙적으로 들릴 때는 더욱 잠을 이루기 어렵다. 몸이 이완되었을 때는 잡음에 관계없이 쉽게 잠이 들지만 잠깐 동안 잠을 잘 때면 소리에 더욱 민감해질 것이다. 이 경우에는 귀마개가 도움이 될 것이다. 어떤 이들은 산만한 소음을 막기 위해 음악을 이용하기도 한다.

편안한 수면을 취하는 사람들은 남의 코 고는 소리에도 방해받지 않고 잠을 자지만 스트레스와 불면증에 시달리는 사람들은 더욱 잠을 이루지 못한다. 이러한 문제를 극복하기 위해서는 이완이 필요하다.

●●● 각성 수준

수면 전의 각성의 정도는 중요한데, 이는 수면을 취하는 데는 낮의 활동이 큰 영향을 미치기 때문이다. 밤에 제대로 잠을 자지 못한다면 낮 동안 2~3가지 이완 운동을 계획하고 실천하는 것이 좋다. 하지만 너무 늦게 실시하는 것은 좋지 않다.

낮의 불편함은 레크리에이션이나 취미 생활이 기분을 회복하는 데 도움이 될 것이다. 밤에 잠을 못 이뤄 낮에 잠깐씩 자는 낮잠을 부끄러워하지 마라. 유명한 정치가, 장군, 과학자 그리고 배우들은 밤에는 단지 몇 시간의 수면밖에 취하지 않으나 반드시 규칙적으로 낮잠을 잔다고 한다.

많은 사람들이 이러한 수면이 밤에 건전한 수면을 취할 수 있도록 도와준다는 사실을 알게 되었다. 밤에 충분한 수면을 취하는 사람들은 이러한 수면이 필요치 않지만 불면증 환자들은 이러한 방법이 필요하다.

●●● 취침 준비

잠을 자기 전에 활동을 삼가는 것은 신체적, 정신적 활동을 안정시키는 수면의 예비 단계라고 볼 수 있다. 잠을 자는 시간이나 가장 좋아하는 방법으로 긴장을 풀기 전에는 약간의 심한 정신적 작업이나 논쟁을 피하라. 비록 낮 시간의 활동이 피곤을 느끼게 할지라도 퇴근 전에 약간의 운동을 하는 것이, 잠이 부족한 사람들이 밤에 잠을 이루는 데 효과가 있다고 학자들은 말한다.

규칙적인 취침 시간을 잘 지키는 것은 가끔 돌발적 상황으로 인해 취침 시간이 지연되는 경우가 있다 해도 충분한 수면을 취하는 데 도움을 줄 것이다. 많은 사람들은 적당하게 따뜻해진 잠자리가 피로를 푸는 데 도움을 준다는 사실을 알고 있다.

그러나 너무 더운 잠자리는 과도하게 자극을 주어 오히려 불편할 것이다. 만약 떠오르는 생각들을 잊어버리기 위해서 독서를 한다면, 이러한 독서로 규칙적인 수면 상태를 깨뜨리지 말고 반드시 수면을 위해서 독서를 하는 습관을 길러야 할 것이다.

●●● 바이오피드백

잠자리에 들기 전에 바이오피드백 장치를 이용해서 각성 상태를 낮출 수도 있다. 사람들은 수면을 위해 카세트를 이용함으로써 어느 정도의 어지러운 생각들을 없애는 데 도움을 받는데, 이때 어떤 내용을 선택할 것인지를 신중히 생각해야 한다.

어떤 사람은 남자의 목소리에 더 잘 반응하고 또 어떤 사람은 여자의 감미로운 목소리를 선호한다. 결과적으로 이러한 방법들은 이완 운동보다는 효과가 적으며 오히려 취침을 방해할 수도 있을 것이다.

●●● 수면을 위한 이완 운동

편안하게 침대에 누워라. 그리고 둘 또는 세 손가락을 가지고 이완을 시작하고 느린 숨쉬기를 해야 하는데 의식적으로 천천히 숨을 내쉬고 잠시 숨을 멈춰라. 눈을 지그시 뜨고 시작하여 마지막 느린 호흡을 하면서 점차적으로 눈을 감아라. 몸 전체가 무겁게 침대 안으로 스며드는 것을 느끼도록 하라. 그러면서 차례로 몸의 각 부분을 이완시켜라.

이완이 안 된다 할지라도 근육을 긴장시키지 말고 배웠던 방식대로 근육을 이완하라. 그리고 매일 같은 시간에 같은 순서로 계속하라. 절대로 서두르지 말고 몸이 무겁다는 느낌을 갖도록 노력하라.

만약 머릿속에서 다른 생각들이 교차되면 다시 처음으로 되돌아가서 근육들의 이완에 대해서만 생각하고 집중하라. 신경이 특별히 날카로워졌다면 먼저 등 뒤에서부터 이완을 실시해라. 그리고 서서히 가장 편한 쪽으로 방향을 전환하고 수면 자세를 취한 후 규칙적으로 되풀이하라.

밤중에 자다가 깼을 때 정신이 생생하면 여러 가지 생각들이 떠오르기 전에 즉시 이완 운동을 실시하라. 수면을 취하지 못한 이유가 사실은 자신이 깊은 수면을 원치 않기 때문일 수도 있다. 따라서 문제들을 내일로 미루고 이완을 시작하라.

여러분이 갑자기 잠에서 깼을 때도 무엇이든지 간에 화내지 말라. 화내는 것은 행동을 준비시키고 마음을 민감하게 할 것이다. 만약 20분 후에도 여전히 깨어 있고 취침할 수 없다면 애쓰지 말고 일어나라. 그리고 짜증을 내는 대신에 무언가를 해라. 신체적으로 안심이 되고 그래서 침대로 돌아가게 된다면 그것은 바람직한 일이 될 것이다.

이런 경우 걱정을 하지 말고 규칙적인 이완을 실시하거나 초저녁 또는 낮에 시간을 내어 이완할 기회를 가져라. 당황하지 마라. 불안은 수면의 가장 나쁜 적이다. 불안은 잠을 깨게 하는 호르몬을 분비한다. 어떤 날은 잠을 못 자도 신체적으로 아무런 해가 없을 수도 있다.

예를 들어 시험 전에 밤을 새워 공부한 학생은 시험이 끝난 후 휴식이 있을 것이라는 희망을 갖고 있기 때문에 정신적, 신체적으로 큰 영향을 받지 않는다. 일단은 수면을 이루는 데 문제가 생겼다면 수면 저해의 원인이 되는 높은 각성 수준을 낮추도록 해라.

이완 운동으로 보조함으로써 다른 사람의 수면을 도울 수가 있다. 우선 분위기를 조용하게 유지하도록 해라. 특히 취침 시간에 가까울수록 더욱 그렇게 하라. 상대방에게 수면을 이루는 데 도움을 주는 기쁘고 효과적인 말을 하라. 어머니들은 어린아이들의 머리를 어루만져 주었을 때 잠을 잘 잔다는 것을 알고 있다. 그러나 어떤 사람들은 머리를 만지는 것보다는 침대에서 등을 마사지해주는 것이 더 효과적이라고 말한다.

여러분의 상대자를 침대나 바닥에 요를 깔아 엎드리게 한 다음, 등의 긴장을 방지하기 위해서 배 밑에 1~2개의 베개를 넣고 얼굴을 밑으로 향하게 하라. 가슴 쪽에서 목, 어깨 쪽으로 올라가면서 길고 강하게 마사지와 두드리기를 실시하라. 처음에는 척추 쪽을 따라 움직이고 그 다음엔 어깻죽지 바깥쪽에서 어깨 안쪽으로 움직이며 실시해라. 손 전체를 피부에 밀착시켜 손가락을 움직여라. 또한 몇 가지 안마 운동을 첨가하여도 좋다.

이러한 이완 운동의 목적은 생각하게 하는 것보다도 더욱 편안함을 느끼게 하는 데 있다. 따라서 마사지가 매우 효과적이다. 한동안 실시한 후 다른 종류의 마사지로 변환시켜서 실시하라. 목과 어깨에서 가슴 쪽으로 손을 번갈아 가면서 느긋하게 천천히 두들겨라. 두 손을 번갈아 가며 한 손은 계속 접촉시켜라. 이것은 매우 포근하게 이완시키는 부드러운 마사지 방법이다.

점차적으로 운동을 가볍게 천천히 하라. 그리고 졸음을 느끼도록 유도하라. 그때 수면 자세를 바꾸도록 하고 등 아래 부분은 계속해서 토닥거려주며 이불을 덮어주고 조용하게 하라.

통증의 조절

통증은 나눌 수 없는 경험이며 통증을 어떻게 느끼는지 묘사하기도 어렵다. 하지만 통증에 유익한 면도 있는데 신체에서 일어나는 무언가 잘못된 것을 경고하며 이에 대한 적절한 대처를 강요하기 때문이다.

통증은 불안, 흥분 등의 상황에서 벗어나고자 하거나 또는 유지하고자 해서 나타난 상처 부분을 보호하기 위한 하나의 방어 감각이다. 때로 통증은 원래 목적보다 오래 지속될 수 있는데 이러한 통증은 극도의 피로를 유발할 때까지 계속되며 심지어 성격을 변화시키고 우울증까지 유발할 수 있다.

응급처치의 한 목적은 상처로부터 뇌에 전달되는 통증의 통로를 제어하는 여러 가지 기술에 의해 통증을 경감시키는 것이다. 통증에 반응하는 방식은 사람에 따라 다르다. 몇몇 사람들은 통증 감각의 역치가 낮아 아주 쉽게 통증을 느낀다.

통증 감각의 역치는 통증을 느끼게 하는 자극의 최소 강도를 말하며 이 역치는 사람들뿐만 아니라 시기에 따라 다르다. 우리는 긴장하고 기분이 좋지 않을 때, 피곤하거나 억눌려 있거나, 통증을 미리 예상하고 있을 때 훨씬 더 쉽게 통증을 느낀다.

반면 아주 심각한 상처들도 스포츠 시합 동안 그리고 비상사태 시, 혹은 특별하게 흥미로운 다른 생각 때문에 잊어버리고 있을 수 있다. 몹시 고통스러운 치통은 때때로 치과에 도착하자마자 사라진다. 분만을 위한 몇 가지 준비 작업 중 어머니의 도움은 산고를 줄이는 데 필요하다. 마취 전문의들은 이완 반응을 유도하기 위한 방법으로 마취 수술에 관해서 미리 얘기함으로써 환자들로 하여금 마취 이후의 고통을 덜 느끼게 한다.

병원은 이완할 수 있는 환자들에게는 아주 적은 진통제를 투여해도 효과가 있다는 사실을 발견했다. 간호사가 친절하고 마음이 맞으면 통증을 느끼는 역치가 올라갈 수도 있다. 통증이 심한 상황에서도 이완 운동은 주위 집중이나 정신 혼란 등과 같은 증상을 전체적으로 제어할 수 있으며 부작용을 줄이는 데 도움을 준다.

긴장이 완화된 환자들이 긴장된 사람들보다 불안한 상황을 잘 참을 수 있다. 치료를 위해서 치과를 방문한다면 병원에 도착하기 전에 미리 긴장을 해소시키는 방법을 실시하는 것이 좋다. 출발하기 전에 완전한 긴장 완화를 위해 15분 정도의 시간을 준비하라. 치과 대기실에서는 5~10분의 시간을 갖고 마음을 가라앉혀라. 의자에 편안하게 기대어 앉고, 긴장을 풀며 천천히 숨을 내쉬어라. 혼자라면 눈을 감아라.

치료를 받고 있을 때는 손의 긴장을 풀기 위해서 특별한 관심을 가져라. 손에 관심을 갖고 손을 느슨하게, 부드럽게, 편안하게 하라. 이렇게 하면서 호흡을 조용하게 실시하라. 환자 자신이 긴장을 완화했을 때는 치료에 도움이 된다. 치과 의사들도 치료 효과의 증가에 도움이 되기 때문에 긴장 이완법을 배우고 있다.

●●● 긴장성 두통

만약 여러분이 두통을 앓고 있다면 두통에는 여러 가지 원인이 있기 때문에 의사를 찾아 진단을 받는 것이 좋다. 가장 일반적인 유형은 긴장성 두통이라고 불리는 근수축 두통이다. 이 두통은 뒷부분, 이마, 머리 근육의 긴장과 연관되어 있다. 두통은 아마도 하루 종일 또는 주 내내 지속될지도 모르며 생각하는 것보다 더 아플 수도 있다.

긴장의 원인 중 하나는 이teeth를 꽉 물고 있는 것이다. 여러분이 이를 꽉 물고 있다면 이러한 긴장을 느낄 것이다. 이때에는 손가락으로 머리의 관자놀이의 양쪽 부분을 눌러라. 관자놀이 부분을 손으로 만져보면 근육이 움직이는 정도를 느낄 수 있을 것이다. 이러한 이마의 긴장과 목 근육의 긴장은 두통을 유발할 수 있다. 따라서 이마와 목의 근육 이완으로 두통을 예방할 수 있다.

그러나 무엇보다 일상적인 긴장 이완이 더욱 중요하며 이마와 목의 마사지도 두통 회복에 도움이 된다. 단, 긴장을 완화하기 위해 지속적으로 진정제를 사용한다면 부작용으로 또 다른 두통을 부르게 될 것이다.

●●● 편두통

편두통은 현대병이 아니다. 간질과 함께 편두통은 인간에게 알려진 가장 오래된 질병이다. 편두통은 단지 신경성 또는 일반적인 두통이 아니라 통증과 메스꺼움, 구토 및 시각장애 등 전구증을 동반한다. 즉 가물거리는 시각, 환상적 사고 등이 그 증상이라고 할 수 있다.

편두통은 남자보다 여자에게 더 빈번하게 나타난다. 그리고 일상 가정생활에 극단적인 와해를 주기에 충분하다. 편두통은 주로 무료하거나 과도하게 긴장을 할 경우 뇌혈관의 경련성 수축에 따른 허혈성 이완 때문에 일어난다고 믿어진다. 이와 대치되는 새로운 학설이 대두되기도 했다.

치즈, 초콜릿, 붉은 포도주, 감귤류, 과일, 지방성 음식은 혈관에 영향을 준다. 단식도 병세를 악화시킨다. 환자들은 환한 빛, 큰 소음, 냄새, 환경, 비난 등에 민감하다.

긴장 이완은 편두통 치료에 도움이 될 뿐만 아니라 예방적 차원에서도 중요하다. 영국의 버밍엄 편두통 연구실에서는 긴장 이완, 편두통 유발 요인의 조절, 식사 요법에 의거해 환자들의 일반적인 각성 수준을 낮추는 방법을 연구하고 있다.

통증이 시작되었다 해도 긴장으로부터의 해방으로 고통을 감소시킬 수 있으며, 통증을 줄일 수도 있다. 목 뒤의 상당히 강한 마사지 또한 도움이 된다.

●●● 공포

대부분 사람들은 어떤 생소한 것을 접했을 때, 예를 들면 뱀, 거미, 피 흘리는 광경, 높은 곳 등에 대해서 공포감을 느낄 수 있다. 공포의 느낌은 아주 불합리한 것인지도 모른다. 생활을 파괴할 정도로 심각한 공포를 갖고 있다면 전문의의 도움을 얻을 수 있을 것이다.

여러분 스스로 어리석다고 두려워하지 마라. 많은 사람들이 자신이 어리석다고 느끼며 그래서 스스로가 극복하려는 노력도 하지 않는다. 만약 여러분이 난처한 경증의 공포증을 가지고 있다면 공포를 받아들이기 전에 예방하라.

오스트레일리아의 내과의사인 클레어 위커Claire Weeker 박사는 집회 공포증으로부터 자신을 돕는 방법을 만들어내는 데 커다란 공헌을 했다. 집회 공포증은 눈에 확 트인 보통 공간들에 대한 공포로서 정의되지만 그는 안정된 공간에서도 군중들 가운데로 나가려고 할 때 생기는 불안으로 묘사했다. 그는 불안이 발생했을 때 인간은 그 감각을 지각하면서 공포, 연약함, 갈증, 위험에 반응하는 경솔함, 현기증 등을 받아들인다고 했다.

그러나 이제는 그러한 불안을 해소할 수 있는 좋은 방법이 있다. 불안이 야기될 때 물결처럼 편안한 느낌을 가져라. 조용하게 숨 쉬고 꽉 죄인 듯이 있지 말고 느긋하게 몸을 이완시켜라. 그리고 천천히 움직여라. 서두르지 마라. 침착하게 이완 기술을 활용하라. 적극적인 도전을 피하고 부드럽게 이완하라. 그리고 어떠한 기분인지를 느껴봐라.

●●● 비행 공포

많은 사람들이 업무상 또는 관광차 여행을 할 때 비행기를 타는 것을 두려워한다. 심지어 걸어서 여행하는 것이 가장 안전하다고 말하기까지 한다.

진정으로 비행 공포를 극복하길 원한다면 비행기를 타기 전 최소한 4달 동안 긴장 완화 훈련을 실시하라. 집에서 근육 긴장이 언제 일어나고 어떻게 하면 잘 이완되는지를 알았을 때 비행기 여행 계획을 세워라. 스스로 조용하고 확신 있게 머릿속에 그려 보라. 이완을 잘할 수 있다고 생각되면 비행장을 방문하고, 라운지에 앉아 주위를 바라보면서 조금씩 이완해 보라. 비행기 안에서는 기다리는 동안 실행하라.

일단 자리에 앉은 뒤 긴장 완화에 모든 주의를 집중하라. 조용히 그리고 천천히 숨쉬어라. 눈을 감고 집에서 의자에 앉아 근육을 이완하고 있다고 상상하라. 그리고 손의 긴장 완화와 호흡에 주의를 집중하라. 두려움을 극복하려는 이와 같은 기술을 사용하면서 비행기 여행을 즐기는 사람들이 많이 있다. 어떤 여행사들은 여행자를 위한 긴장 완화 녹음테이프를 고안하고 있다.

●●● 소화 기관의 이상

의사들은 소화 불량을 극복하기 위해 긴장 이완의 필요성을 주장한다. 어떤 병원에서 수술을 받아야 할 십이지장궤양 환자에게 긴장 이완 기법을 실시하도록 권고하였다. 그 환자는 매일 연습을 실시하였는데, 집과 직장에서 그 기술을 반복해서 실시했다.

수술 예정일을 앞두고 찍은 X-ray 사진은 십이지장이 회복되고 있음을 보여줬다. 결국 이 환자는 수술을 받지 않고 완쾌되었다. 이러한 예를 통하여 긴장 완화가 특별히 장기간의 소화 불량 치료를 필요로 하는 환자에게 도움이 된다는 것을 알 수 있다.

만약 여러분이 '신경성 소화 불량'을 겪고 있다면 식사하기 전에 이완을 실시하라. 그리고 화가 났을 때, 피곤할 때, 걱정이 될 때는 음식을 먹지 않도록 하라. 처음에 휴식을 취하면서 마음을 가라앉혀라. 음식은 언쟁을 하거나 화를 내면서 먹지 말고 즐겁게 먹어라.

17장
바이오리듬

인간은 누구나 출생하여 사망에 이르기까지 몸속에서 주기적으로 변동하는 길고 짧은 수많은 리듬의 영향을 받는다. 이 생체리듬 중에는 시간마다, 반나절마다, 또는 하루, 한 달, 계절, 몇 년간을 주기로 나타나는 것들이 있다.

단순생체리듬

인간과 단세포 생물을 포함한 모든 생체에는 수많은 단순 기능적 생체리듬이 있다. 그 리듬을 크게 나누면 중추적, 항상적, 말초적 리듬으로 분류할 수 있다. 주기가 몇 초 사이에서 일생을 거치는 것도 있고, 다시 일어날 때까지 1세기 이상의 장구한 세월이 걸리는 것도 있다. 중추적 리듬은 몸의 오장육부와 그 시스템을 수축시키거나 이완시켜 몸의 균형을 유지하도록 하는 동적인 조절 기능에서 찾아볼 수 있다.

심장의 고동처럼 말초적 세포에서부터 중추내분비선에 이르는 모든 기관은 리듬을 갖고 움직이고 있다. 또 모든 중추적 및 항상성 상태는 교감신경계와 부교감신경계에 의하여 조절되며 위는 교감신경에 의해 그 활동이 저조해지고 부교감신경에 의해 활동이 활발해진다.

항상성 및 말초적 리듬은 빛과 어둠, 열과 냉기의 영향을 받으며 해와 달의 위치에 영향을 받는다고 한다. 지하철, 공공시설, 교환, 기타 24시간 일하는 곳에서 발생하는 사고들을 조사한 결과, 만월이 되었을 때 방화나 병적인 도벽이 나타나 소란과 사고를 내는 경향이 있거나, 대부분의 실수가 이른 아침에 저질러졌다는 사실은 흥미 있는 일이다.

야간에 자주 일하는 사람들은 위궤양이나 고혈압 등의 스트레스와 관련된 질병에 걸리기 쉽다는 보고가 있다. 프란츠 할버그Franz Halberg는 정상적인 리듬과 반대로 활동시킨 쥐는 정상적으로 활동하는 쥐보다 60%나 일찍 단명했다고 한다.

프랑스의 미셸 시프르Michael Siffre는 지상의 빛과 열이 차단된 깊은 지하 동굴에 들어가 2개월을 보낸 뒤 빛이 없는 곳에서의 생물학적 하루는 20~30시간의 규칙적 주기를 나타내며 기초대사율은 47%로 떨어졌음을 관찰할 수 있었다고 한다.

밀Mill은 생체리듬을 외적인 요인 없이도 지속적으로 나타나는 정상적 주기, 실험적 시간조절이나 시간성 변화4시간 이상를 가져오는 빠른 이동과 외적 자극에도 불구하고 지속되는 정상적 주기, 그리고 가상적 조건을 지속시키는 환경에 대해서도 지속되는 정상적 주기로 분류하였다.

복합적 생체리듬

인간의 행동은 탄생의 순간부터 일정한 주기의 세 가지 리듬의 영향을 받는다. 이 세 가지 리듬은 출생일을 기점으로 하여 23일의 신체리듬, 28일 주기의 감성리듬, 33일 주기의 지성리듬이다. 각 리듬은 전반기의 고조기에너지 방출기와 후반기의 저조기에너지 축적기를 거치면서 완만한 곡선을 그리는 파동 운동을 되풀이한다.

각 리듬이 제로 지점에서 교차하는 날, 즉 리듬이 저조기에서 고조기로, 고조기에서 저조기로 전환하는 날에는 리듬이 급격하게 그 성질을 바꾸기 때문에 심신 상태가 불안전하여 위험이 잠재하게 되므로 이 날을 위험일critical day이라 한다. 특히 고조기에서 저조기로 전환하는 위험일을 '큰 위험일' 이라 한다.

인체에 이러한 고조기와 저조기가 있다는 것은 세포학에서도 밝혀졌다. 1939년 노벨화학상 수상 거부자인 독일의 부테난트Butenandt는 "세포는 정지하고 있는 것이 아니라 항상 감소와 증식 작용을 되풀이하고 있다. 세포는 그 형태를 잃지 않고 분해와 생성 작용을 계속한다."고 말했다.

●●● 신체리듬

신체리듬은 23일을 주기로 하는 리듬으로서 육체적 상태의 리드미컬한 발현, 곧 정력, 적극성, 자신감, 근력, 인내력, 질병에 대한 저항력 등과 밀접한 관계를 가지고 있어 건강관리나 체력 증진 또는 일의 추진과 안전한 활동에 깊이 관련된다.

몸 조직의 주성분을 이루는 교원질collagen이라 불리는 단백질이 육체적으로 건강을 유지하게 하고 근육을 지탱하는 결합 조직을 구성하는데, 이것들은 신체적 리듬에 의해서 생성된다고 한다.

뇌 속에서 생성된 아민 성분인 세로토닌serotonin이 평활근의 긴장을 유지할 뿐만 아니라 정상적 정신 작용을 돕게 된다. 다른 화합물인 환각제 LSD가 그 반대 효과, 즉 피로, 심한 불안이나 환상 등을 일으킨다. 독일의 빌헬름 플리스Wilhelm Fliess는 15년 동안 신체리듬을 활용하여 치료했는데, 환자의 건강리듬이 활동기에 있을 때만 시술을 함으로써 1만 건 이상이나 되는 치료에 성공을 거두었다.

신체리듬의 전반 고조기23일의 전반인 11.5일간에는 심신이 활력에 넘쳐 있으므로 저항력, 인내력이 강하게 되어 거의 피로를 모르고 원기왕성하게 일할 수 있으며, 후반 11.5일간의 저조기에는 남성적 활력이 저하되어 쉽게 피로해지며, 일에 대한 의욕이 감소된다.

저조기에는 다음의 고조기를 대비해서 에너지를 축적하는 시기이므로 될 수 있으면 피로를 피하고 영양을 섭취하고 휴식을 충분히 취해서 다음의 고조기에 대비해야 한다. 운동선수라면 몸의 컨디션을 조절하고 심한 훈련을 피하는 것이 좋으며, 반사 능

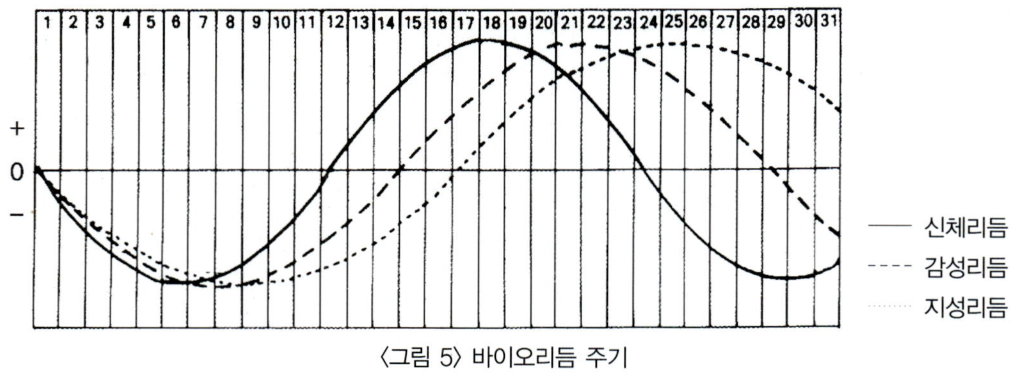

〈그림 5〉 바이오리듬 주기

력이나 섬세한 기술훈련을 중심으로 실시하는 것이 좋다.

●●● 감성리듬

감성리듬은 28일을 주기로 하는 리듬으로서 감정적으로 예민한 기간과 둔한 기간으로 이루어진다. 신경조직의 모든 기능을 통하여 발현되는 정서적 희노애락, 조심성, 예감, 낙천성, 사회적 감수성, 예술적 기질, 평판, 표현성 등과 깊은 관련을 가진 리듬이다.

감성리듬은 월경, 정신 이상 등 28일을 주기로 하여 나타나는 현상을 주로 관찰함으로써 발견하게 되었다. 정신분열증 환자의 경우 28일을 주기로 과격한 행동과 우울 증세가 반복된다고 한다. 또 방화, 도벽 등의 이상 행동도 스트레스를 받는 월경 직전 여자가 일으키는 것과 같이 흔히 28일 주기로 발생되는 예가 있다. 이 리듬은 내적으로 뇌하수체와 관련된 분비선에 의해서 조절되며, 외적으로는 환경의 온도 변화에 관계가 깊다고 한다.

감성리듬 전반의 고조기14일에는 아름다움에 감동하기 쉽고, 기분이 상쾌해져서 유머나 위트가 풍부해진다. 감정도 풍부해져서 창조성을 필요로 하는 일에는 절호의 시기라 말할 수 있다.

그러나 후반 저조기에 들어서면 무슨 일에든 소극적이 되고 나태하게 된다. 때문에 인간관계에서 실패하는 경우가 많고 실언을 하거나 상대방에게 불쾌감을 주는 언동

160

을 서슴없이 하게 된다. 이 시기에는 어려운 대인관계의 접촉을 피하는 것이 좋다. 흥분하기 쉬운 사람은 냉정한 사람보다 감성리듬에 민감하게 반응하므로 자기의 감성리듬을 미리 알고 있는 것은 매우 좋은 무기가 될 것이다.

●●● 지성리듬

지성리듬은 33일을 주기로 하는 리듬으로서 상상력, 사고력, 기억력, 의지, 판단력, 비판력 등과 관련이 많은 리듬이다. 또한 집중력, 논리, 추리력, 이해력, 반응력, 민첩성 등에 그 특징이 나타나는 리듬이기도 하다. 이 리듬은 체내에서 분비되는 여러 호르몬의 상호작용에 의한 인지 반응과 회상하는 속도가 현저히 변화하기 때문에 나타난다.

체내 혈중 호르몬의 수준을 쉽게 측정할 수 있는 전자 장비의 발달로 지성적 잠재성을 측정하는 면에서 획기적인 발전을 이루게 되었는데 주드Judd와 옌Yen은 호르몬 수준에 따라 지적 리듬이 보통날과 달리 저조해지는 형태로 며칠 반복된다고 했다.

페린Ferrin과 미하엘Michael은 체내의 호르몬 수준에 따라 독파 속도, 타이핑, 수학 문제 등을 푸는 능력, 문제의 해결 능력과 색조를 판별하는 능력이 33일 주기로 저조해진다고 발표했다.

남성 호르몬인 테스토스테론testosterone을 사람에게 주사하면 현저하게 지적 능력이 향상되는데, 이는 호르몬의 주기성 분비량이 지적 리듬에 큰 영향을 미칠 수 있음을 시사한다.

남성의 성주기는 33일인데 남성 생식선의 상피세포분열 주기가 남성 성주기 변환점의 1/2에 해당하는 16일로 알려지고 있다. 우플라우트Kihlstrom은 수염이 자라는 사이클을 포함한 육체적 특성이 내분비선의 리듬에 따라 33일마다 영향을 받는다고 주장하고 있어 33주기의 또 다른 일면을 볼 수 있다.

이 리듬의 전반 고조기16.5일에는 사고력이 증대되고 기억력도 좋아져서 지적 활동이 활발해진다. 새로운 작업에 몰두해서 열중하게 되는 학습 능력이나 창조력, 사고 능력이 향상된다.

후반의 저조기16.5일는 지적 활동이 휴양기에 들어선다. 다음의 고조기에 대비하여 에너지를 보충하고 있는 시기이므로 두뇌 작용은 둔화된다. 저조기는 보충의 시기이므로 새로운 작업에 착수하는 것보다는 자료를 정리, 분류하거나 기초 조사를 중심으로 지식을 축적하는 편이 좋다. 이 시기엔 두뇌가 능력적이 아니라 수동적으로 작용한다.

●●● 세 가지 리듬의 조화

인간은 신체리듬, 감성리듬, 지성리듬에 지배받는다. 이 세 가지 리듬은 서로 무관하게 율동하는 것이 아니라 상호작용을 하면서 조화를 이루어 나가고 있다. 신체가 쇠약해져 있을 때에도 정신력이 뒷받침을 해주는 것이 그 예이다.

<table>
<tr><th colspan="5" align="center">리듬의 효과</th></tr>
<tr><th colspan="2">리듬의 종류</th><th>신체 리듬</th><th>감성리듬</th><th>지성리듬</th></tr>
<tr><td colspan="2">내용</td><td>체력, 내구력, 저항력, 스태미너, 에너지, 공격력, 신체적 자신감, 용기</td><td>감정, 기분, 신경, 직관, 분위기, 감수성, 반사력, 창조력, 공동 의식</td><td>지력, 사고력, 기억력, 분석력, 판단력, 집중력</td></tr>
<tr><td rowspan="6">리듬의 상태</td><td colspan="1"></td><td align="center">체력 상승</td><td align="center">기력 충실</td><td align="center">지력 활동</td></tr>
<tr><td>고조기</td><td>체력이 따르는 일, 여행, 스포츠, 강화 훈련에 적당.
단, 체력 과신과 폭주에 조심. 회복력이 빠르므로 외과수술에 적기.</td><td>활력이 넘치며 적극적으로 일을 처리한다.
공동작업, 구애, 데이트</td><td>두뇌 회전이 빠르고 지적 활동이 높다.
계획의 입안과 검토, 중대사의 판단 및 결정에 적합.
자신 없는 어려운 과목과 암기에 최적</td></tr>
<tr><td></td><td align="center">체력 저조</td><td align="center">기력 침체</td><td align="center">지력 감퇴</td></tr>
<tr><td>저조기</td><td>피로하기 쉬우며, 과로, 폭음, 과식을 삼가고 체력의 축적을 위한 휴식이 필요함. 규칙적인 가벼운 연습은 잠재 능력을 키운다.</td><td>모든 일에 소극적이다. 인내나 창조력을 요하는 일을 피한다. 대인관계와 게임에 깊이 개입하지 말고 안정을 취할 것.</td><td>지적 활동이 비교적 저조. 두뇌의 혹사를 피하고 자료의 정리나 자신 있는 과목의 공부 및 복습, 노트나 카드 정리</td></tr>
<tr><td></td><td align="center">신체 불안정</td><td align="center">정서 불안정</td><td align="center">지력 불안정</td></tr>
<tr><td>위험일</td><td>발열과 지병의 발작, 감기, 두통을 얻기 쉽다. 운전 및 안전사고에 주의할 것.</td><td>감정이나 신경이 동요하기 쉽다. 분노, 실언, 구설수, 병세의 악화</td><td>주의력과 집중력의 결여, 실수와 착오.
중요한 결정 사항이나 계약 체결은 보류.
운전에 주의한다.</td></tr>
</table>

우수한 판단력과 분석력도 정신이나 신체 컨디션과 깊은 관련이 있다. 감정의 고조를 억제하지 못하고 독자적인 행동으로 치닫는 사람이 있는가 하면, 이성적인 판단으로 감정을 잘 조절하는 사람도 있다. 이것은 각자의 판단력과 분석력에 관계되는 것으로 지성리듬이 신체리듬, 감성리듬에 관련된다는 사실을 보여준다.

바이오리듬의 계산

바이오리듬에 대한 이론적인 기초는 확고한 반면, 수학적 분석은 확실치 않다. 세 가지 주기 모두 태어나면서부터 시작되며 그 주기를 변화시키는 어떤 질병이나 사건들이 있을 때는 어떻게 해서든지 그 자체를 재조절할 것이라는 가정에 기초를 두고 있다.

여기서 소개하는 것은 가장 잘 알려진 세 가지 바이오리듬을 계산할 수 있도록 단순화된 계산 방법이다.

우선 그동안 살아온 일수를 계산해야만 한다. 가장 쉬운 방법은 지난 생일까지 살았던 햇수에 365.25를 곱하는 것이다. 여기에다 오늘을 포함해서 지난 생일날 이후의 날수를 더하라. 가까운 곳에 달력이 없다면, 다음을 기억하라. 즉 30일인 달은 4월, 6월, 9월, 11월, 그 외의 나머지 달은 28일이거나 29일윤년인 2월을 제외하고는 모두 31일이다.

만약 윤년의 3월 1일 이전에 태어났을 경우에는 전체 일수에다 하루를 더한다.

예	**당신의 경우**
나이 : 20세	나이 : ______
생일 : 3월 13일	생일 : ______
금일 : 5월 14일	금일 : ______
지난 생일 이후의 일수 : 62일	지난 생일 이후의 일수 : ______
(3.13~5.14)	

살아온 일수 :   살아온 일수 : ________

20×365.25=7,305+62=7,367일

이번에는 생후 그동안 얼마나 많은 주기를 보내며 살아왔는지 알아보고 싶을 것이다. 23일 주기, 28일 주기 및 33일 주기가 있으므로 그동안 살아온 총 일수를 각 주기 일수로 나눈다소수점 이하 두 자리까지.

예   **당신의 경우**

7,367÷23=320.30   총 일수 ________÷23=________

7,367÷2,828=263.11   ________÷25=________

7,367÷33=223.24   ________÷33=________

예로 들었던 사람은 320회의 주기로 살아왔으며, 소수점 이하인 30은 지금 현재의 주기에 속한다. 0.30을 일수로 환산하려면 거기에다 주기의 일수를 곱해야 한다. 이를 각 주기별로 환산해보자.

예   **당신의 경우**

0.30×23=6.9. 반올림하면 7   ________×23=주기의 ________일

0.11×28=3.08 반올림하면 3   ________×28=주기의 ________일

0.24×33=7.92 반올림하면 8   ________×33=주기의 ________일

그 다음 단계는 이 세 주기를 모두 도표로 그리는 것이다. 그래프용지를 사용하면 시간을 아낄 수 있고 틀리지 않게 된다. 오늘부터 시작해서 적어도 1개월 전까지 그리고 앞으로 3개월까지 한 줄로 되어 있는 달력 1년치를 준비한다. 몇 장의 종이를 붙이면 될 것이다.

계산이 모두 끝나면 각 주기에서 이 날에 해당하는 날을 출발점으로 해서 그린다. 앞의 계산에서 23일 주기로는 7일이 계산되었으므로, 만약 5월 14일이면 7일, 5월 13일이

면 6일이 되는 것처럼, 5월 8일이면 1일이 된다. 당일5월 7일로부터 주기의 정점까지는 5.75일이 된다23일 주기의 1/4분기.

첫 번째 1/4분기는 계속하여 상승한다. 그 다음 5.75일은 기저선으로 되돌아간다. 그 다음 1/4분기5.75일는 최하점으로 되돌아간다. 13일째는 앞에서 말한 당일과 같은 주기일이 되기 때문에 새로운 1일이 뒤따르고 신체주기가 다시 시작되어 정점으로 다시 올라가게 된다.

색깔이 다른 색연필을 사용하여 28일 정서주기도 같은 방식으로 그려보자. 여기서는 1/4분기가 7일이 된다. 위에서 예로든 사람은 이 주기의 3일째에 있으므로앞에서와 같이 나누어 계산해보면, 그 사람은 4일 후에 정점에 있게 된다. 8일 후에는 기저선에 머물게 되며, 7일 후에는 최하점에 그리고 또 7일이 지나면 주기가 기저선으로 되돌아 갈 것이다.

세 번째 색깔로는 1/4분기가 8.25일인 33일 지성주기를 그려보라. 예로 든 사람은 4월 14일에 주기의 정점에 있게 되고, 8.25일째에는 기저선으로 돌아간다.

Anderson, M. B. and Williams J. M., "A Model of Stress and Athletic Injury : Prediction and Prevention," Journal of Sport Psychology of Injury 10(1988) : 294-306.

Benson, H.(1975), The Relaxation Response, New York, Avon Books.

Brown, B.(1977), Stress and the Art of Biofeedback, New york, Harper & Row.

Cannon, W. B.(1939), The Wisdom of the Body, New York, Worton.

Catherine, M. Stoney, "Plasma Homocysteine Levels Increase in Women During Psychological Stress," Life Science 64(1999) : 2359-65.

Csermely, P.(1998), Stress of Life from Molecules to Man, Ann. N. Y. Acad. sci.

Dalton, K.(1978), Once a Month, Fontana.

Dubos, R.(1966), Man Adapting, Yale University Press.

Elkin, A.(1999), Stress Management for Dummies, IDC Books World Wide.

Evans, P.(1977), Mastering Your Migraine, Year Book of Medicine.

Fenster, L. et al., "Psychological Stress in the Workplace and Spontaneous Abortion," American Journal of Epidemiology 142(1995) : 1176-83.

Gabriel, J.(1965), Children Crowing Up, University of London Press.

Glass, D. C. and Singer, J.(1972), Urban Stress, New York, Academic Press.

Hanington, E.(1976), Migraine, Priory Press.

Hinkle, L. E.(1973), The Concept of Stress in the Biological and Social Sciences, Science, Medicine, and Man.

Hoskisson, J.(1938), Progressive Relaxation, University of Chicago Press.

Jacobson, E.(1938), Progressive Relaxation, Univ. of Chicago Press.

Karlins, M. and Andrews L.(1972), Biofeedback, Lippincott.

Kessler, R. C., "Posttraumatic Stress Disorder; The Burden to the Individual and to society," Journal of Clinical Psychiatry 61(2000) : 4-12.

Kirsta, A.(2000), 스트레스 풀기(Stress Survival), 하남출판사.

Kitzinger, S.(1972), The Experience of Childbirth, Taplinger.

Leach, P.(1977), Baby and Child, Michael Joseph.

Leboyer, F.(1974), Birth Without Violence, Wildwood House/Fontana.

Lois Levy.(1999), Under Your Stress. 30 Curiously Fun ways to take off Tension, Sourcebooks, Ins.

Luce, G. and Segal, J.(1969), Sleep and Dreams, Panther Heinemann.

Madders, J.(1973), Relax, BBC Publications.

McEwen, B. C., "Protective and Damaging Effects of Stress Mediators," The New England Journal of Medicine 338(1998) : 171–78.

McLean, A.(1974), Occupational Stress, Springfield, Charles C Thomas.

Melzack, R.(1973), The Puzzle of Pain, Pengivin.

Mitchell, L.(1977), Simple Relaxation, New York, John Wright.

Montagve, A.(1971), Tovcbing, The Human Significance of the Skin, Columbia University Press.

Morgan, C.(1965), Physiological Psychology, New York, Mc Graw Hill.

Nerfolk, D.(1977), Executive Stress, Associated Business Programmes Ltd.

Paternak, C. A., "Molecular Biology of Environmental Stress," Impact of Science on Society 41(1991) : 49–57.

Pierce–Jones, F.(1976), The Alexander Technique, Body Awareness in Action, Schocken Books.

Princeton, Study; "Student Stress Lowers Immunity," Brain Mind Bulletin 14(1989) : 1,7.

Rathbone, J. L.(1969), Relaxation, Lea and Febiger.

Robert, Dato,: The Law of Stress, International Journal of Stress Management. 3 (1996) : 181–182

Rosenberg, H.(1975), The Book of Vitamin Therapy, New york, Berkley Windhover Books.

Schafer, W.(2000), Stress Management for Wellness(Forth Edition), Harcourt. College publishers.

Schultz, J. H.(1953), Autogenic Training, Grune and Stratton.

Selye, H.(1956), The Stress of Life, New York McGraw−Hill.

Selye, H.(1974), Stress Without Distress, New York J. B. Lippincott.

Steptoe, A., "The Link Between Stress and Illness," Journal of Psychosomatic Research 35(1991) : 633−44.

Stoddard, A.(1979), The Back Relief Fro, Parn, Canada, Martin Dunitz.

Stoney, C. M. and Engebretson T. O., "Plasma Homocysteine Concentrations are Positively Associated with Hostility and Anger," Life Sciences 66(2000) : 2267−75.

Thomas, Whitemes T., Verghese S. and Randy Person R.(1996), The Complete Stress Management Work Book, Grand Rapids Michigan.

Weekes, C.(1977), Agoraphobia, Angus L Robertso.

Williams, J. M., "Stress, Coping Resources, and Injury Risk," International Journal of Stress 3(1996) : 209−21.

Wright, H. B.(1975), Executive Ease and Disease, Gower Press.

Stress Management and Emotional Wellness Links

imt.net/~randolfi/StressLinks.html

Contains numerous links to stress−related topics, such as relaxation techniques, workplace stress, time management, as well as commercial resources to contact for aids to cope with stress.

The American Institute of Stress

www.stress.org

The AIS is a nonprofit organization that is committed to helping advance knowledge of the role of stress in health and disease. It is a clearing house for information on all stress−related subjects.

International Journal of Stress Management

www.stress−management−isma.org/journalftpg.html

A quarterly publication that provides studies and essays on stress management topics.

Stress Education Center

www.dstress.com

A site devoted to stress management and information to enhance health/wellness and productivity. A resource for tapes, books, seminars, and online classes.

Job Stress Network

www.workhealth.org

Information related to job strain and work stress, by the Center for Social

Epidemiology, a private nonprofit foundation whose purpose is to promote public awareness of the role of environmental and occupational stress in the etiology of cardiovascular disease.

The Medical Basis of Stress, Depression, Anxiety, Sleep Problems, and Drug Use
www.techhealth.com
An easy—to—understand presentation of how the brain responds to stress.

Stress Management for the Health of It
www.cdc.gov/niosh/nasd/docs4/sc98011.html
Examines the causes of and responses to stress, as well as lifestyle changes that can
   be made to help prevent stress.

How to Fight and Conquer Stress
http://none.coolware.com/health/medical_reporter/stress.html
An article that examines the causes of stress, its effects on the immune system, and
   tips for taking control of stress.

National Center for Post Traumatic Stress Disorder
www.ncptsd.org
This website provides information on the science, diagnosis, and treatment of PTSD
   and stress—related disorder.

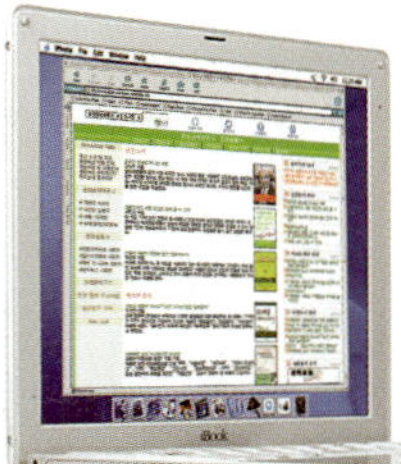
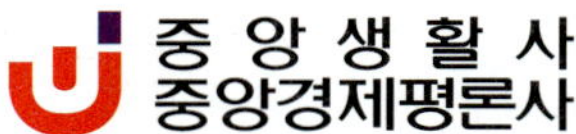

Joongang Life Publishing Co./Joongang Economy Publishing Co.

중앙생활사는 건강한 생활, 행복한 삶을 일군다는 신념 아래 설립된 건강 · 실용서 전문 출판사로서
치열한 생존경쟁에 심신이 지친 현대인에게 건강과 생활의 지혜를 주는 책을 발간하고 있습니다.

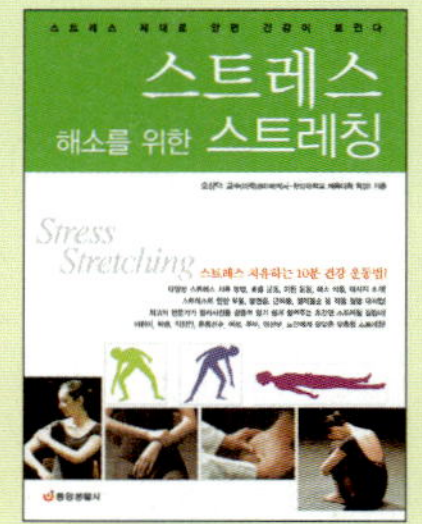

스트레스 해소를 위한 스트레칭

초판 1쇄 인쇄 | 2012년 6월 1일
초판 1쇄 발행 | 2012년 6월 5일

지은이 | 오상덕(Sangduk Oh)
펴낸이 | 최점옥(Jeomog Choi)
펴낸곳 | 중앙생활사(Joongang Life Publishing Co.)

대　　　표 | 김용주
책 임 편 집 | 정재은
본문디자인 | 박정윤

출력 | 영신사　종이 | 한솔PNS　인쇄 · 제본 | 영신사

잘못된 책은 바꾸어 드립니다.
가격은 표지 뒷면에 있습니다.
ISBN 978-89-6141-095-3(13510)

등록 | 1999년 1월 16일 제2-2730호
주소 | ㈜100-826 서울시 중구 다산로20길 5(신당4동 340-128) 중앙빌딩 4층
전화 | (02)2253-4463(代) 팩스 | (02)2253-7988
홈페이지 | www.japub.co.kr 이메일 | japub@naver.com | japub21@empas.com
♣ 중앙생활사는 중앙경제평론사 · 중앙에듀북스와 자매회사입니다.

▶ 홈페이지에서 구입하시면 많은 혜택이 있습니다.

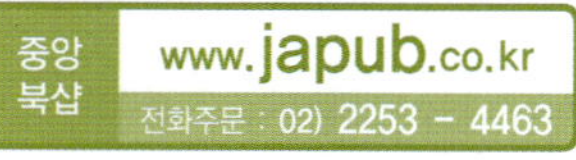

※ 이 도서의 **국립중앙도서관 출판시도서목록(CIP)**은 e-CIP 홈페이지(www.nl.go.kr/cip.php)에서
　이용하실 수 있습니다.(CIP제어번호: CIP2012002190)